L'ÉDUCATION DES MÈRES

Dr M. PERRET

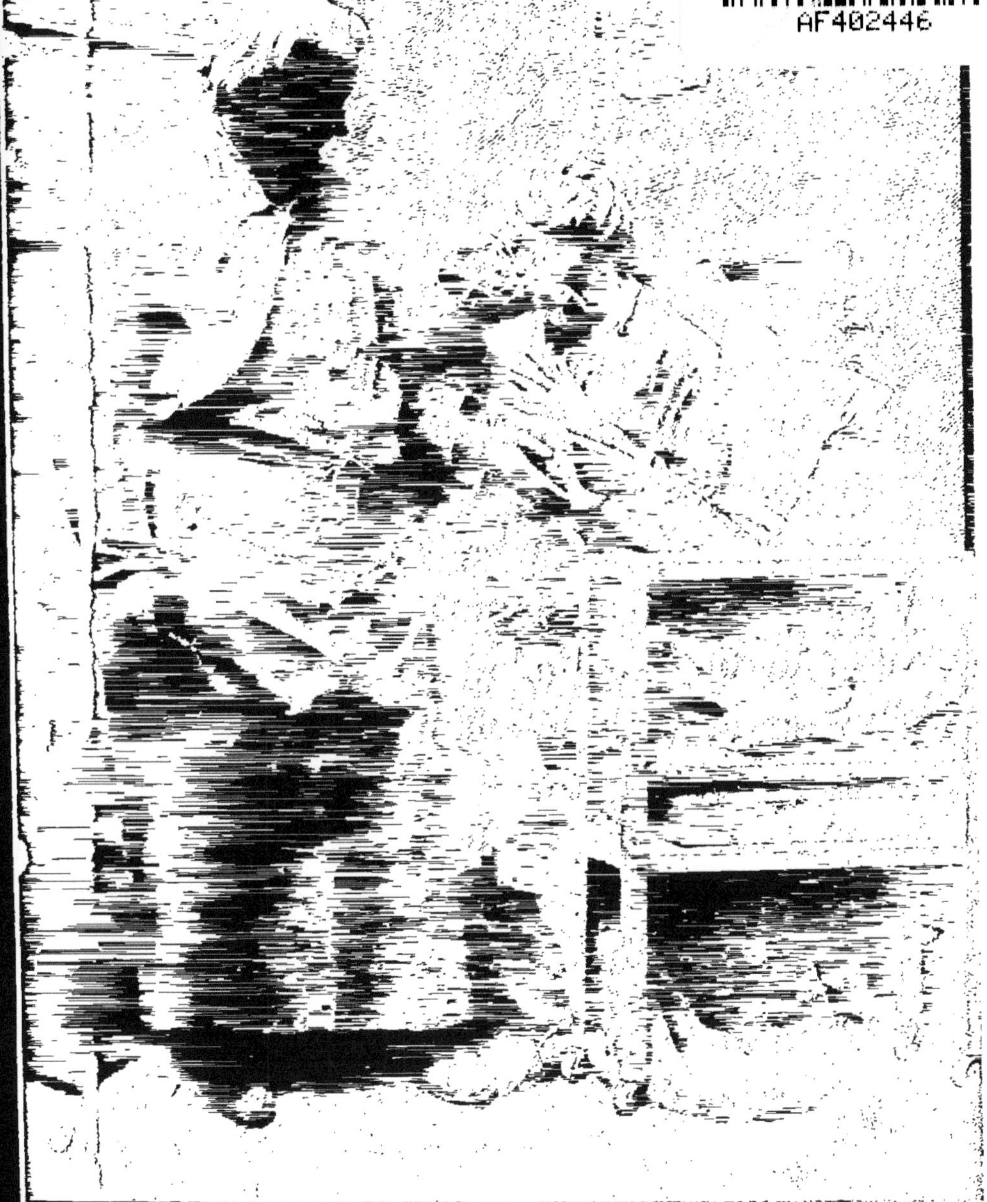

PARIS. — Librairie CH. DELAGRAVE. — 15, rue Soufflot.

L'Éducation des Mères

A LA MÊME LIBRAIRIE

COLLECTION D'HYGIÈNE PRATIQUE ET FAMILIALE

Chaque vol. in-16, br., **1** fr. **50**; relié, **2** fr. **50**

L'Hygiène de la Femme et de la Jeune Fille. Dr Marthe Francillon-Lobre, ancien interne des Hôpitaux.

L'Hygiène du Cardiaque, par le Dr Fiessinger.

L'Hygiène de la peau et du cuir chevelu. Pr Bodin.

L'Hygiène des Dyspeptiques. Dr Gaultier, Chef de clinique à la Faculté de Médecine.

L'Hygiène par les Cures Thermales. Dr Mauban, Ancien Interne des Hôpitaux.

L'Hygiène du Logement. M. Juillerat, chef du service de l'Assainissement sanitaire de la Préfecture de la Seine.

La Santé par l'Hygiène, par N. Gréhant. In-12, toile. **3** fr.

Hygiène, par le Prof. Debove et le Dr Plicque. In-12, br. **3** fr. **50**
Cartonné... **4** fr.

Premiers soins à donner aux malades et aux blessés, par Mme Gross-Droz. — Préfaces de MM. Fr. Passy et E. Cazes. In-18, br. **3** fr. **50**. Toile... **4** fr.

L'Éducation des Mères

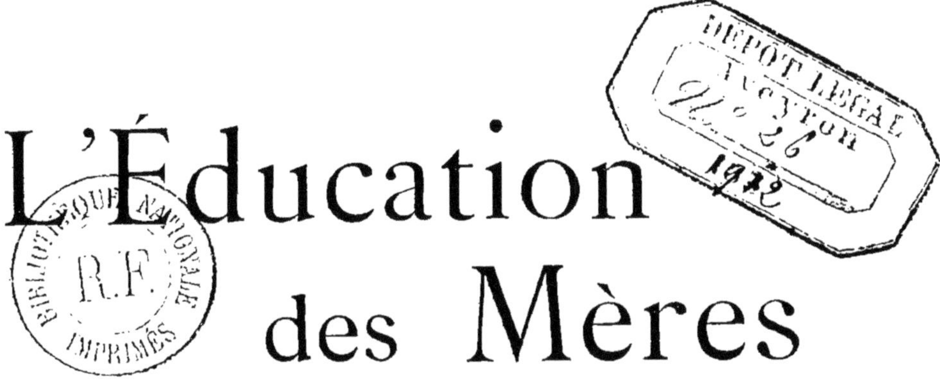

PAR

LE DR M. PERRET

CHEF DE CLINIQUE A LA FACULTÉ DE MÉDECINE DE PARIS

PRÉFACE

DU DR PAUL BAR

PROFESSEUR DE CLINIQUE OBSTÉTRICALE
MEMBRE DE L'ACADÉMIE DE MÉDECINE

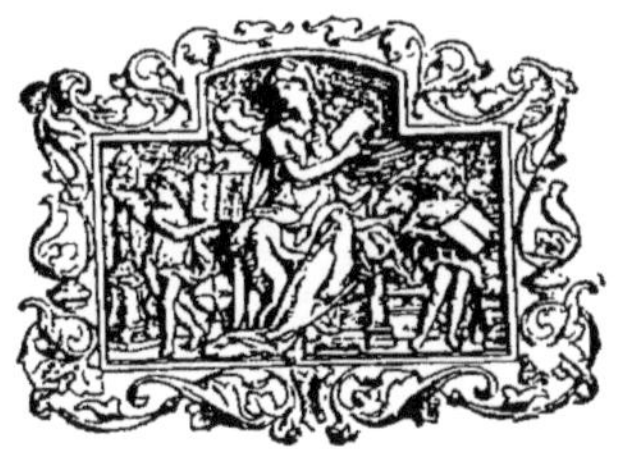

PARIS

LIBRAIRIE CH. DELAGRAVE

15, RUE SOUFFLOT, 15

PRÉFACE

Il n'est personne qui ne reconnaisse la nécessité de lutter contre la mortalité infantile.

La loi Roussel eût pu assurer la victoire. Appliquée par des mains défaillantes ou des esprits indifférents, elle n'a pas donné les résultats que ses auteurs espéraient.

Le meilleur de ce qui a été obtenu est dû à l'initiative privée.

C'est elle qui a réussi à secouer l'indifférence de nos administrations publiques, c'est elle, et bien elle seule, qui a provoqué ce mouvement d'assistance sociale des petits, qui sera, pour ceux qui nous suivent, à la fois un objet d'admiration à l'égard de ceux qui l'ont provoqué et de légitime révolte contre ceux qui, étant de par leurs fonctions chargés de protéger les enfants, semblent ignorer leur devoir.

Aujourd'hui, les Mutualités maternelles, les Œuvres d'assistance aux femmes enceintes ou nourrices, les Gouttes de lait, les Consultations de nourrissons, se multiplient.

Les résultats qu'elles permettent d'obtenir dans les régions où elles trouvent un peu d'aide auprès des municipalités ou des administrations départemen-

tales, montrent que le succès serait certain et rapide, si la torpeur administrative pouvait être partout ébranlée.

Dans ces œuvres privées les Consultations de nourrissons *occupent une place prépondérante.*

Elles sont l'œuvre de Budin.

Dans tous les services hospitaliers qu'il a été appelé à diriger, il a organisé, avec cette sûreté de méthode qui était une de ses plus hautes qualités, une Consultation de nourrissons qu'il ne manquait jamais de faire lui-même.

Avec une patience inlassable, ignorant des heures qui s'égrenaient, il donnait et redonnait aux mères des conseils, en apparence simples, j'allais dire enfantins, et cependant d'une importance telle que sans eux toute consultation de nourrissons devient une œuvre stérile.

Rien n'est facile pour un débutant, rien n'apparaît simple pour une mère qui, voulant bien faire, ne sait pas ce qu'elle doit faire.

Budin n'ignorait pas ce précepte, et lui qui, à l'amphithéâtre, devant ses élèves, se plaisait à aborder l'étude des problèmes les plus compliqués de la science obstétricale, savait mieux que personne apporter dans les leçons qu'il donnait aux mères, une simplicité qui rendait son enseignement accessible à tous.

C'est ainsi qu'il avait réussi à faire de sa Consultation de nourrissons une véritable École *des mères.*

Budin était entouré d'élèves pénétrés de ses doctrines, qui le suppléaient souvent et qui, après la mort du maître, se sont attachés à poursuivre l'œuvre commencée.

Ce sont eux qui ont donné aux Consultations de nourrissons le développement qu'elles ont aujourd'hui; ce sont eux qui, dans nos hôpitaux, assurent, avec un succès toujours croissant, le fonctionnement de ces Consultations; c'est à leur dévouement que la Fondation Pierre Budin *doit de s'être réalisée et de vivre.*

De ces élèves, Perret a toujours été le plus ardent.

Approchant le maître, vivant dans son intimité, jouissant de sa confiance, préparant constamment avec lui les conférences destinées à propager les Consultations de nourrissons, Perret avait, depuis de longues années, consacré toute son activité à l'étude du nouveau-né.

Ses beaux travaux, d'ordre scientifique, sur la Ration alimentaire de l'enfant, *sur la* Pasteurisation du lait, *l'avaient placé au premier rang des puériculteurs.*

La mort du maître qu'il aimait n'a pas diminué son zèle.

Depuis quatre années il dirige l'École des mères de la Clinique Tarnier, celle-là même qu'avait fondée Budin, et voici qu'aujourd'hui il publie ce petit livre, l'Éducation des mères, *qui est en quelque sorte la codification des conseils qu'il y donne chaque jour.*

Écrit simplement, clairement, ce livre s'adresse aux mères et, autant qu'à elles, aux nombreuses personnes qui s'intéressent aux questions de puériculture, qui prêtent leur concours aux Consultations de nourrissons, aux Gouttes de lait, qui assurent le fonctionnement des Mutualités maternelles; je sais aussi bien des médecins qui les liront avec profit.

Il arrive du reste à son heure.

Un cours normal d'éducation maternelle vient, par un récent arrêté ministériel (5 janvier 1912), d'être institué à Paris dans les locaux de l'École normale d'Institutrices de la Seine.

Ce cours, dont la direction pédagogique est confiée à la femme d'élite qu'est Mme *Kergomard, Inspectrice générale de l'Instruction Publique, doit être et sera le modèle que suivront certainement les écoles normales d'institutrices de nos départements. Il n'est pas douteux que le livre du D*^r *Perret sera vite le bréviaire des auditrices de ces cours.*

*En publiant l'*Éducation des mères, *le D*^r *Perret fait une œuvre bonne, utile, et c'est pour moi un grand plaisir de présenter au public cet ouvrage, qui est le meilleur hommage que l'élève aimé de Budin pouvait rendre au maître qu'il a perdu.*

Paul BAR.

INTRODUCTION

« Un vieillard de quatre-vingts ans a plus de chances de vivre un an qu'un bébé qui vient de naître, » a dit le docteur Bergeron.

Cet aphorisme épouvantable ne sonne-t-il pas comme un glas funèbre sur les destinées de notre pays?

Certes, si nous regardons de près ce qui se passe chez nous, c'est avec une légitime terreur qu'il faut envisager l'avenir.

Comment saurait-il en être autrement, puisque non seulement nous ne faisons presque plus d'enfants, mais encore nous laissons mourir le peu que nous avons?

Pourquoi cette faiblesse de la natalité?

Notre pays a-t-il donc perdu toute son énergie, la source de ses forces vives est-elle donc tarie? Les femmes françaises sont-elles donc devenues stériles ou n'ont-elles plus aucune notion du premier de leurs devoirs?

Hélas! il semble bien qu'on doive répondre par l'affirmative à cette dernière question.

Notre siècle est égoïste. Le culte du « moi », la volonté de « vivre sa vie », font prévaloir des doctrines d'un individualisme outrancier qui nous ramène aux temps de la décadence romaine. L'amour du luxe et des jouissances effrénées, le renchérissement de la vie, le relâchement des mœurs, sont, comme à cette époque, les causes principales d'une dégénérescence qui s'affirme surtout par la diminution de la natalité.

Jamais autant qu'aujourd'hui la sublime fonction de la maternité n'a été méprisée et dédaignée. La secte des malthusiens fait chaque jour de nouveaux prosélytes dans toutes les classes de la société, et, sous le prétexte de « procréation consciente », chacun recherche la limitation de ses dépenses et la satisfaction de ses appétits. On supprime les bouches inutiles, et quoi de plus inutile pour les égoïstes que les enfants?

Il y a même une autre cause. Dans les milieux où règne en maître le féminisme mal compris, certaines femmes croiraient déchoir en acceptant d'être mères. Comment se consacreraient-elles à l'éducation des autres, comment feraient-elles prévaloir leurs idées de l'égalité des sexes, si elles subissaient le joug de l'homme? Marcel Prévost, dans les *Vierges fortes*, a très bien étudié ce point de vue spécial, et si l'une de ses héroïnes ne peut s'affranchir du joug héréditaire et cède à la toute-puissance de l'amour, les autres du moins continuent leur œuvre, ayant dédaigné ou repoussé la tentation. Je n'ai jamais autant constaté la vérité de cette magnifique étude de l'auteur des *Lettres à Françoise* que dans une conversation que j'eus il y a deux ans avec une *intellectuelle*. Celle-ci, de haute intelligence, n'était pas arrivée encore à l'extrême limite des théories féministes. Elle consentait à se marier après plusieurs années de stage, mais posait comme condition de n'avoir pas d'enfant. Comme je m'en étonnais et tentais de lui montrer l'absurdité de ses opinions, lorsqu'elle m'eut énuméré les lieux communs que l'on débite en pareil cas, elle conclut en me disant : « Du reste, ces choses-là sont d'ordre inférieur, et il est bien préférable de cultiver son cerveau que d'avoir des enfants à mettre au monde, à nourrir et à élever. »

Voilà les choses douloureuses que l'on entend aujourd'hui. Encore s'agit-il ici, en définitive, d'un but noble à atteindre; mais combien s'affranchissent des lois naturelles par égoïsme, par pure coquetterie, pour conserver leur corps intact ou pour se laisser aller à leurs plus vils instincts ?

Où est-il le temps où les vieux Romains se découvraient devant la femme enceinte ?

Les législateurs contemporains, aidés en cela par des sociologues éminents, des écrivains de tous les partis, ont bien essayé de réagir contre cette tendance, les uns en facilitant le mariage, les autres en accordant des primes à la natalité; quelques-uns ont voulu imposer les célibataires, d'autres venir en aide aux filles-mères, etc., toutes mesures insuffisantes si l'on considère leurs résultats et qui du reste, malgré l'enthousiasme de leurs promoteurs, devaient échouer, car elles ne tenaient pas compte des mœurs contemporaines.

Les Romains, eux aussi, avaient essayé d'enrayer le mal quand l'empereur Auguste, épouvanté de la stérilité des unions conjugales et de la diffusion du célibat, promulgua les célèbres *Lois Caducaires;* elles aussi restèrent sans effet, puisque rien ne put arrêter la ruée folle de ce peuple vers l'abîme, vers la mort.

Est-ce à dire que nous ne pouvons rien et qu'il nous faut assister impuissants à cette lamentable décadence? Non. Plus que jamais, puisque les mœurs sont en cause, il faut réformer les mœurs. Il faut rééduquer les femmes et les jeunes filles, leur apprendre que la maternité n'est pas, comme elles le croient, un devoir douloureux dont elles peuvent s'affranchir d'un cœur léger, mais qu'elle est la plus noble fonction de la femme, celle qui fait d'elle une divinité! Créer de la vie, mettre au monde un petit être qui est la chair de votre chair, dont l'âme est faite de votre âme, que vous élèverez suivant l'idéal que vous portez en vous, dont vous formerez l'esprit et le corps et qui toujours demeure votre chose, quoi de plus magnifique, de plus beau, de plus grand?

La maternité, c'est l'épanouissement complet de la femme; elle met autour d'elle un rayonnement qui la complète et la divinise.

L'enfant, dans le ménage, c'est le trait d'union qui relie le père et la mère; c'est sa présence qui consolide le mariage, qui oblige les parents à concentrer leurs efforts vers un but commun, et décuple ainsi leur énergie vitale, et cela pour le plus grand bien non seulement de la famille, mais de la société tout entière.

L'enfant, c'est l'espoir des parents, la consolation des vieux jours, le charme de la vieillesse.

Élever des enfants, en faire des hommes, voilà le rôle de la femme : en est-il un plus beau, un plus sublime?

Mais en attendant que ces notions pénètrent dans les masses, que chacun comprenne où est le devoir, et je dirai plus, en attendant que, mieux éclairés, nous soyons persuadés que l'intérêt général est fait de l'intérêt de chacun, devons-nous assister en spectateurs impassibles à la ruine de notre pays? Certes non; plus que jamais nous devons lutter, et en attendant que notre natalité augmente, nous devons tout faire pour empêcher nos enfants de mourir.

La mortalité infantile est une plaie ouverte au flanc de la France, c'est une blessure par laquelle s'écoule son énergie et sa vie, lentement, mais sans arrêt.

Cette blessure, nous devons la guérir; cette plaie, nous devons la fermer; nous le pouvons, donc nous le devons.

Nos enfants ne meurent pas, on les tue; on les tue par négligence, par ignorance, par apathie.

Qu'un enfant succombe brûlé dans un incendie, noyé dans une rivière, toute la population s'émeut; mais que dix nouveau-nés meurent de la diarrhée, personne n'y prête attention, et cependant, dans le premier cas il s'agissait d'un accident, évitable peut-être, mais rare à coup sûr; dans le second, au contraire, rien n'était plus facile que d'éviter cette hécatombe, et cependant c'est tous les jours que semblable crime se renouvelle!

Tous les ans nous perdons en France 150.000 enfants âgés de moins d'un an; dans ce nombre, plus du tiers (385 p. 1.000) sont emportés par la diarrhée; viennent ensuite les affections pulmonaires (147 p. 1.000), la faiblesse congénitale (171 p. 1.000).

La diarrhée et les affections pulmonaires causent donc à elles seules plus de la moitié des décès, et pourtant ce sont des maladies essentiellement évitables. Quant à la faiblesse congénitale, elle est presque entièrement une conséquence de l'alcoolisme.

Voilà où nous conduisent l'ignorance, la négligence et l'alcool!

Ceci étant connu, nous serions coupables de ne pas y porter remède!

Nous le serions d'autant plus que le succès est certain : partout où on a voulu supprimer ces causes, on a réussi, et cela sans peine, sans difficulté, sans déboire.

Il suffit de faire l'Éducation des mères.

C'est une lacune complète dans l'éducation de nos filles; on leur a tout appris, sauf leur futur métier de mère.

Elles pèchent par ignorance et ne demandent qu'à s'instruire.

C'est ce que nous allons faire dans les pages qui suivent.

L'ÉDUCATION DES MÈRES

PREMIÈRE PARTIE

HYGIÈNE DE LA FEMME ENCEINTE

CHAPITRE PREMIER

CONSEILS PENDANT LA GROSSESSE

Du jour où la jeune femme devient enceinte, elle ne s'appartient plus, et désormais toutes ses facultés doivent concourir à assurer le développement complet du fruit qu'elle porte.

Un certain nombre de précautions seront donc prises dans ce but; elles permettront à la future mère de mettre au monde un enfant sain, robuste et bien portant.

Voici quels sont les conseils que nous donnons à ce sujet :

Vêtements.

Tout d'abord la future maman devra désormais supprimer son corset : cet appareil gêne considérablement le développement de la matrice, favorise les mauvaises présentations de l'enfant, et il est certain qu'on doit lui attribuer quelquefois la naissance d'enfants mal conformés, et alors, quelle douloureuse surprise pour les parents, dont la joie se change soudain en désolation devant le petit qui vient de naître estropié pour toute sa vie! Le corset nuit également au développement des seins, et c'est là un point capital, car dès le début de la grossesse la jeune femme doit penser à nourrir son bébé et éviter par conséquent tout ce qui pourrait entraver le libre développement de la glande qui donnera le lait nécessaire à la vie de l'enfant.

Beaucoup de jeunes femmes ne veulent pas laisser paraître le début de leur grossesse, et pour cela serrent leur corset d'une façon exagérée : c'est une grosse faute, puisque l'enfant doit en souffrir; puis, pourquoi penser qu'une femme enceinte est disgracieuse? Rien n'est-il plus beau que la maternité?

Une ceinture suffira à supporter les jarretelles et à soutenir les vêtements. Si les seins sont volumineux, ils seront maintenus par un soutien-gorge, mais ne seront pas comprimés.

Si la femme a déjà eu plusieurs enfants, si le ventre a été distendu par des grossesses antérieures, si les tissus sont relâchés, la jeune femme portera une ceinture élastique qui, tout en maintenant les muscles abdominaux, permettra à l'utérus de se développer librement.

Les vêtements seront souples, d'une ampleur suffisante pour ne gêner en rien les mouvements du corps; ils seront chauds en hiver, car il faut éviter les refroidissements, ceux-ci pouvant amener des accidents du côté des reins et exposer par là à des complications graves; ils permettront aussi d'éviter les rhumes, la bronchite, et chacun sait que la toux favorise et peut même amener l'expulsion prématurée de l'œuf, autrement dit, occasionner un avortement avec toutes ses conséquences.

Alimentation.

La femme enceinte est très sujette à la constipation et, par suite, aux intoxications qui en résultent. Il est donc, par conséquent, de toute nécessité qu'elle évite d'une part les aliments qui fermentent facilement, et que d'un autre côté elle assure d'une façon parfaite l'évacuation des déchets contenus dans son intestin.

Sa nourriture sera saine et nutritive : elle évitera donc l'usage de la charcuterie, du gibier, des viandes faisandées, des sauces compliquées, de même que l'abus des crudités, des sucreries, des gâteaux; ses repas seront principalement composés de laitage, de pâtes, de purées, de légumes verts et de viandes fraîches rôties.

Comme boissons, le vin, la bière, le cidre, sont permis, mais en quantité modérée et étendus d'eau pure; dans tous les cas, l'alcool et les liqueurs sont expressément défendus.

Les débuts de la grossesse sont souvent rendus pénibles par des nausées et des vomissements survenant surtout le matin; généralement ce malaise disparaît une heure ou deux après le réveil et n'empêche pas la femme de s'alimenter suffisamment ; mais il arrive parfois que les vomissements prennent des proportions inquiétantes, la malade rejette tous les aliments qu'elle absorbe et elle maigrit : dans ce cas, il faut appeler un médecin.

D'un autre côté, elle doit particulièrement veiller à ce que les fonctions intestinales s'accomplissent régulièrement tous les jours ; et s'il y a tendance à la constipation, il faut la combattre ; pour cela on aura recours aux laxatifs légers, la rhubarbe, la magnésie calcinée, la manne, les pruneaux, etc. On évitera avec soin les purgatifs drastiques (aloès, jalap), qui peuvent amener des accidents.

Exercice.

La future maman doit prendre de l'exercice, au grand air le plus possible, et ne jamais rester confinée dans sa chambre.

Le meilleur exercice est la marche : elle sortira donc tous les jours ; si elle habite une grande ville, elle peut se faire conduire au dehors en voiture, mais à la condition de rouler lentement ; une fois au grand air, elle se promènera pendant une heure et plus si elle peut ; mais elle ne doit jamais arriver jusqu'à la fatigue.

Les stations dans les grands magasins sont funestes à la femme enceinte : elle devra donc s'en abstenir d'une façon absolue ; le théâtre, les concerts, où l'air est vicié, sont également condamnés.

L'usage de l'automobile et surtout celui des autobus sont interdits ; il en est de même pour l'équitation, la bicyclette. Du reste, d'une façon générale, tous les sports sont supprimés pendant la grossesse, seule la marche reste recommandée.

Voyages.

Les grands déplacements ne seront jamais autorisés. Certes, beaucoup de femmes enceintes voyagent et font même de longs parcours, mais il ne faut pas croire que cela soit sans danger; nous avons de malheureux exemples qui le démontrent. La trépidation du chemin de fer peut amener des contractions de la matrice et provoquer l'avortement; la malade non secourue peut avoir une hémorragie terrible et mourir en route.

Si, malgré le danger qu'elle court, la jeune femme est obligée de voyager, elle aura recours à quelques précautions qui peut-être lui éviteront tout accident.

Une heure avant le départ, elle prendra un lavement composé de :

> Lait tiède, 1/4 de verre;
> Un jaune d'œuf;
> Laudanum, 20 gouttes.

Autant que possible elle voyagera complètement allongée; aussitôt arrivée à destination, elle se mettra au lit et on lui donnera un second lavement pareil au précédent, mais en y mettant seulement 10 gouttes de laudanum. Si aucune contraction, aucune douleur ne se produisent, la jeune femme pourra reprendre sa vie habituelle après 24 heures de repos; mais si elle souffre, si elle perd quelques gouttes de sang, elle fera immédiatement appeler un médecin.

Professions.

Un certain nombre de professions semblent avoir une influence néfaste sur le cours de la grossesse : ce sont celles qui risquent d'amener une expulsion prématurée de l'œuf, par cause mécanique ou par intoxication.

Parmi les premières, nous citerons les employées de magasins, qui sont obligées de rester debout et de piétiner sur place durant toute la journée, les ouvrières qui travaillent à la machine à coudre, celles qui portent de lourds fardeaux, etc., en un mot, toutes celles qui sont sujettes à des fatigues exagérées et aux traumatismes.

Dans le second cas, nous trouvons les ouvrières des manufactures de tabacs, celles qui travaillent à la vulcanisation du caoutchouc, les blanchisseuses qui s'intoxiquent par l'oxyde de carbone, etc.

Toutes ces femmes doivent abandonner leur travail pendant leur grossesse, et cela leur est d'autant plus recommandé qu'il existe aujourd'hui un grand nombre d'asiles où elles sont reçues gratuitement et où elles trouvent l'aisance et le repos nécessaires à leur état.

Bains, injections.

La femme enceinte peut prendre des bains, mais simplement des bains de propreté, c'est-à-dire des bains courts et à température pas trop élevée.

Les injections préparées avec de l'eau bien bouillie seront prises avec beaucoup de précautions, et surtout en ayant soin de ne jamais élever le réservoir trop haut : il faut que l'eau s'écoule sans pression. Vers la fin de la grossesse, dans la dernière quinzaine, on ajoutera à l'eau de l'injection un paquet contenant :

> Sublimé, 0 gr. 25;
> Acide tartrique, 1 gr.; } pour un paquet.
> Colorant, q. s.

Ceci afin de bien aseptiser les organes génitaux et éviter ainsi la contamination des yeux de l'enfant au moment de sa naissance.

Rapports sexuels.

Ils seront modérés, car leur excès est une cause fréquente d'accouchement prématuré. Combien de jeunes mariées ont ainsi fait une fausse couche dans les premiers temps de leur mariage, fausse couche qui, *mal soignée*, parce que passée inaperçue ou pour toute autre cause, a rendu des malheureuses stériles pour toute leur vie !

Seins.

Un devoir très important pour la future mère consiste à se préparer dès les derniers mois de sa grossesse à son prochain rôle de nourrice. Pour cela elle lavera tous les soirs les bouts de seins avec un peu d'alcool, afin de les durcir et d'éviter ainsi des crevasses, qui non seulement sont extrêmement douloureuses, mais qui laissent la porte ouverte à des infections multiples, source d'abcès pour la mère et de dangers pour l'enfant.

Urines.

Enfin, vers le septième mois de la grossesse, la femme devra se faire examiner par un médecin,

qui verra si tout se présente bien et qui analysera
les urines.

Cet examen est absolument nécessaire chez toutes les femmes enceintes, car si ces urines contien-
nent de l'albumine, le cas est extrèmement grave,
et le régime lacté absolu, très sévèrement suivi,
peut, seul, sauver la vie de la malade.

DEUXIÈME PARTIE

LE NOUVEAU-NÉ

CHAPITRE PREMIER

SOINS A DONNER AU NOUVEAU-NÉ APRÈS SA NAISSANCE

§ 1ᵉʳ. — SOINS IMMÉDIATS

Aussitôt après la naissance de l'enfant, il faut lui enlever les mucosités, les glaires qu'il a dans la bouche et qui peuvent gêner sa respiration.

Pour cela on se sert de l'index, autour duquel on enroule un morceau de coton hydrophile ou un linge très fin; on l'enfonce dans la bouche du bébé aussi loin que possible, et on ramène au dehors toutes ces mucosités.

Cela fait, il faut :

1° Soigner les yeux;
2° Lier le cordon;
3° Le laver et le baigner;
4° L'habiller.

Soins à donner aux yeux.
Presque tous les aveugles de naissance que nous rencontrons sont des enfants qui ont eu mal aux yeux (ophtalmie) dans les premiers jours de leur

vie et qui n'ont pas reçu les soins nécessaires. Nous avons déjà indiqué (page 17) quelles précautions devait prendre la mère dans les derniers jours de sa grossesse pour éviter toute contamination des yeux de l'enfant au moment de son passage dans les organes génitaux maternels.

Mais cela ne suffit pas, et, pour éviter cette terrible maladie, on doit, aussitôt la naissance de l'enfant, sans attendre un seul instant, lui laver les yeux à l'eau bouillie, et y laisser couler quelques gouttes de jus de citron, ou mieux encore quelques gouttes d'une solution contenant :

Nitrate d'argent, 1 gramme ;
Eau distillée, 150 grammes.

Pour faciliter ce traitement, qui, nous le répétons, est extrêmement important, une personne écarte les paupières du nouveau-né pendant qu'une autre laisse tomber dans l'œil quelques gouttes de la solution indiquée.

Cette petite opération est simple, facile, et suffit presque toujours pour mettre à l'abri de complications redoutables.

Ligature du cordon.

Lorsque l'enfant est né, tout rapport n'est pas complètement rompu entre la mère et son bébé, il lui est encore attaché par le *cordon ombilical;* nous allons faire une ligature sur ce cordon, puis le couper.

On se sert pour cela d'un fil très solide, de soie de préférence, qu'on a laissé tremper dans l'alcool pendant quelques instants.

On pose le fil à trois ou quatre centimètres de l'ombilic et on fait une ligature serrée; même, pour plus de sûreté, on tourne le fil deux fois autour du cordon, on serre et on fait un nouveau nœud.

Si le médecin ou la sage-femme sont présents, ce sont eux qui se chargent de ce soin; mais il est des cas où tous deux sont absents, et ces quelques conseils suffisent à une personne de l'entourage de la malade pour faire le nécessaire en attendant leur arrivée.

La ligature terminée, on coupe le cordon à un centimètre environ de cette ligature, en ayant soin de sectionner non pas entre l'ombilic de l'enfant et la ligature, mais bien de l'autre côté.

Les ciseaux qui serviront à couper le cordon devront être auparavant passés dans une flamme ou mis à tremper pendant quelques instants dans de l'alcool pur.

Laver et baigner le nouveau-né.

Le petit être qui vient de naître est extrêmement fragile, et on ne saurait trop prendre de précautions pour le transporter dans sa baignoire.

On ne doit jamais prendre l'enfant par le milieu du corps, et surtout ne jamais lui presser sur le ventre. Il doit être soutenu en passant la main gauche sous le cou et la nuque, la main droite sous les fesses et les cuisses (fig. 1).

On soulève ainsi le nouveau-né et on le place sur une serviette ou un linge souple, légèrement chauffé et posé sur les genoux. Cela fait, on prend un morceau de ouate hydrophile que l'on trempe dans l'eau tiède et qu'on enduit de savon; ce morceau de ouate est ensuite promené sur tout le corps de l'enfant; on frotte doucement, et en quelques instants il est couvert de mousse; on le porte ensuite dans son bain.

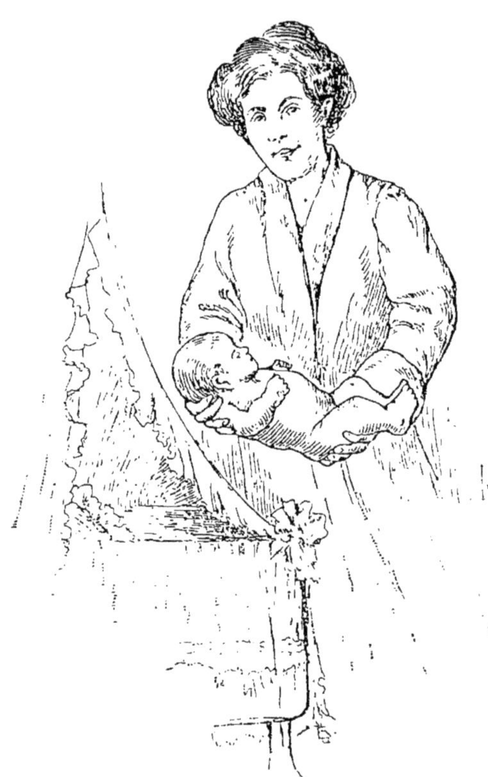

Fig. 1. — Comment on tient bébé pour le transporter.

Il arrive parfois que le corps du nouveau-né est recouvert d'une substance blanchâtre, appelée *enduit sébacé,* qui est fort difficile à enlever. On y arrive en frottant tout le corps avec de la vaseline pure; ce corps gras se mélange à l'enduit sébacé, le dissout en partie, et il ne reste plus qu'à frotter légèrement avec une compresse stérilisée sèche pour enlever le tout.

Préparation du bain.

Tout ce qui sert à la toilette du nouveau-né doit être extrêmement propre.

Par conséquent, les linges auront été lessivés

récemment; mais en évitant l'emploi de l'eau de Javel. On ne repassera pas les couches, et l'eau dont nous allons nous servir sera toujours bouillie.

La baignoire sera lavée également à l'eau bouillie; si on n'a pas de petite baignoire à sa disposition, on prendra un bain-de-pieds, une grande cuvette, ou un récipient quelconque.

On versera dedans de l'eau bouillie qu'on aura laissé refroidir, mais on aura soin de s'assurer, en y plongeant non seulement la main, mais encore l'avant-bras tout entier, qu'elle n'est pas trop chaude pour risquer de brûler l'enfant, et aussi qu'elle n'est pas trop froide, ce qui pourrait l'enrhumer.

En un mot, l'eau du bain doit avoir, à peu près, la température du corps; si on a à sa disposition un thermomètre de bain, on s'en assurera en voyant si, trempé dans l'eau, il marque 33 à 34 degrés environ.

Si le bain est trop chaud, on aura soin de ne pas y verser d'eau froide non bouillie pour le rafraîchir; si on n'a pas d'eau bouillie froide, on attendra un peu que le bain se refroidisse de lui-même.

Voilà notre bain prêt; pendant que nous allons y plonger l'enfant, nous aurons soin de faire chauffer devant le feu un linge souple, une serviette éponge, par exemple. Pour mettre le nouveau-né au bain, nous le soutiendrons comme tout à l'heure, ou mieux encore, laissant la main gauche toujours sous le cou et la nuque, la main droite saisira les pieds, le droit entre l'index et le médius, le gauche entre le médius et l'annulaire (fig. 2).

Quand l'enfant est immergé, la main gauche ne

bouge pas et maintient la tête hors de l'eau, la droite lâche les pieds et lave le corps de l'enfant pour le débarrasser du savon dont il est couvert, en ayant soin de ne pas projeter le liquide dans les yeux (fig. 3).

On lavera la tête également avec de l'eau chaude

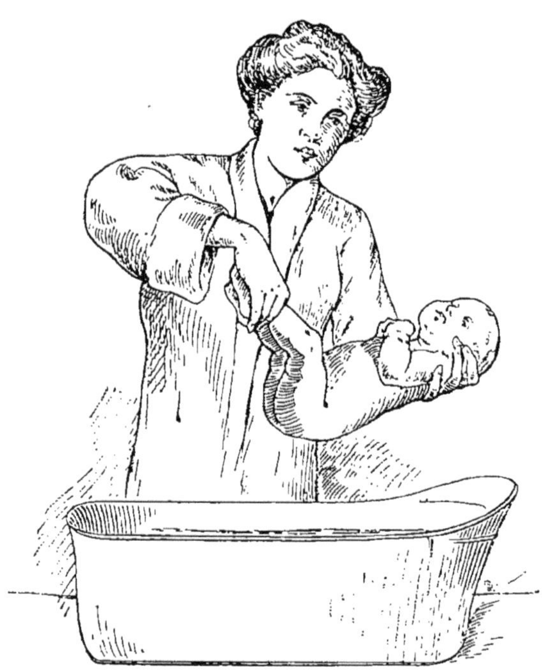

Fig. 2. — Comment on prend bébé
pour le mettre au bain.

et du savon, au besoin on se servira, pour faciliter ce lavage, d'une petite brosse bien douce.

Dans les campagnes, on a encore parfois la mauvaise habitude de laisser venir des croûtes sur la tête des enfants; on va même jusqu'à prétendre qu'elles sont une garantie de santé; aussi se garde-t-on bien d'y toucher.

C'est un préjugé odieux : la malpropreté ne peut qu'engendrer toutes sortes de maladies ; aussi la tête de notre bébé, comme le reste de son corps, sera toujours tenue extrêmement nette.

L'enfant restera au bain de 5 à 10 minutes, puis sera retiré en ayant soin de le prendre de la même

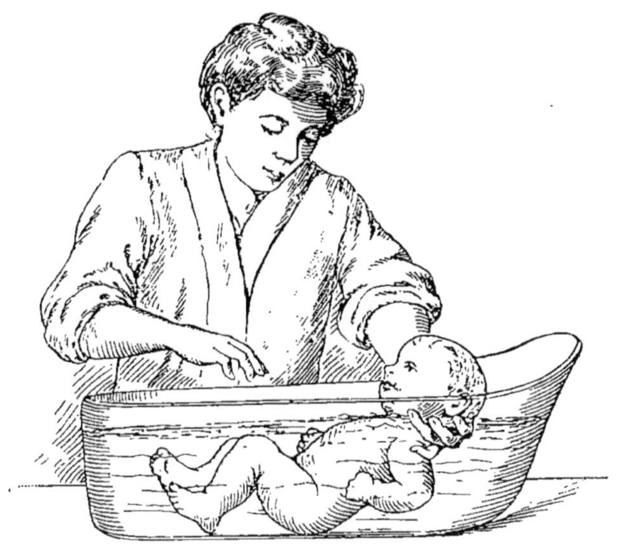

Fig. 3. — Bébé dans son bain.

façon que celle qu'on a employée pour l'y mettre ; la serviette éponge, chauffée à point (pas trop chaude, pour ne pas brûler le bébé), sera étendue sur les genoux, et l'enfant posé dessus. On lui fera sur les membres et sur le dos une friction avec de l'alcool ou de l'eau de Cologne. La serviette sera roulée autour du corps et servira à l'essuyer en frottant doucement, mais soigneusement, sans oublier le dessous des bras, les plis de la peau, etc. Quand l'enfant sera bien sec, il sera poudré avec soin, surtout entre les jambes et sous les bras, avec un tampon de ouate trempé dans une poudre spéciale, de la poudre d'iris par exemple ou, mieux, de sous-nitrate de bismuth.

Pendant longtemps on s'est servi de poudre de talc; mais on a reconnu que, malgré les soins apportés à la préparation de cette poudre, les grains, si fins qu'ils soient, présentent toujours des aspérités très aiguës qui entrent dans la peau du bébé et le couvrent d'une multitude de petites plaies; aussi on a dû renoncer à son emploi, malgré les avantages qu'elle présente.

On évitera également de se servir de poudre d'amidon, car cette dernière, lorsqu'elle est humide, colle à la peau de l'enfant et peut produire des excoriations; de plus, elle n'est pas aseptique.

La poudre de lycopode est dangereuse, car elle s'enflamme très facilement lorsqu'on change le bébé près du feu; elle est donc également à rejeter.

Ceci dit, on fera autour du cordon un petit pansement avec de la ouate hydrophile trempée dans l'alcool et recouverte d'une compresse bien propre ou, mieux, stérilisée; ce pansement sera maintenu par une petite ceinture de flanelle large de 10 centimètres, s'enroulant deux ou trois fois autour du ventre et liée par deux cordons.

§ 2. — HABILLEMENT DE L'ENFANT

Notre bébé est bien sec, il est poudré, son cordon est pansé, nous allons l'habiller.

Deux méthodes sont en usage chez nous : la méthode anglaise et le maillot français.

La méthode anglaise laisse à l'enfant plus de liberté dans ses mouvements, mais l'expose aux refroidissements ; le maillot, au contraire, emprisonnant les jambes du nouveau-né, lui tient plus chaud, mais l'empêche de remuer.

En conséquence, nous emploierons l'une ou l'autre méthode suivant la saison, et même nous pourrons, dans certains cas, habiller l'enfant à l'anglaise dans la journée, et le mettre en maillot pendant la nuit.

Méthode anglaise.

Les vêtements se composent :

D'abord, d'une chemise de toile souple,

Puis, d'une brassière de laine ou de flanelle ;

D'une brassière de piqué ;

D'une ceinture de flanelle ;

D'une couche de toile ;

D'une culotte de flanelle ;

Des bas et des chaussons.

Par-dessus tout, deux longues robes, la première en flanelle et sans manches, la seconde en lingerie et avec manches. On ajoutait autrefois un fichu de cou, mais on le remplace aujourd'hui par une petite bavette.

Maillot français.

Il se compose de :
Une chemise de toile;
Une brassière de flanelle ou de laine;
Une brassière de piqué;
Une ceinture de flanelle;
Une couche de toile;
Un carré de piqué ou de tissu éponge;
Un lange de laine;
Une bavette.

Il n'est pas très aisé de passer à l'enfant sa chemise et ses brassières; aussi voici comment on procède.

On commence par passer les manches de la chemise dans les manches de la brassière de flanelle, puis chaque manche ainsi double dans les manches correspondantes de la brasssière de piqué (fig. 4).

Les trois petits vêtements n'en forment ainsi plus qu'un, mais composé de trois étoffes superposées; il suffira alors de passer les bras du bébé dans les manches de la chemise pour que, d'un seul coup, les trois vêtements se trouvent en place.

Contrairement au veston d'un adulte qui se ferme par devant, sur la poitrine, les vêtements de l'enfant se croisent par derrière.

Pour passer la manche de la petite chemise sur le bras correspondant de l'enfant, nous introduisons notre index et notre médius dans cette manche par l'extrémité libre; puis ces deux doigts, cheminant dans l'intérieur de la manche, sortent à l'autre extrémité et vont saisir la main du bébé dont ils réunissent les doigts, qu'ils tirent à eux avec précaution, de façon à tendre le bras (fig. 5).

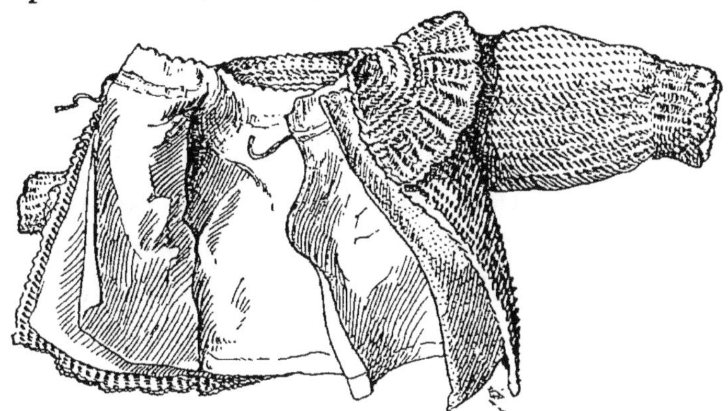

Fig. 4. — Les trois brassières assemblées.

En même temps, notre autre main fait glisser la manche sur le petit bras. On en fait autant de l'autre côté, et voilà nos trois vêtements en place.

Nous retournons ensuite le bébé sur le ventre et nous le posons sur nos genoux; nous croisons sur son dos la chemise et les brassières, en ayant soin de bien les étirer pour qu'elles ne fassent pas de plis; nous mettons ensuite la ceinture de flanelle.

Ceci fait, nous avons placé l'un sur l'autre et à la même hauteur :

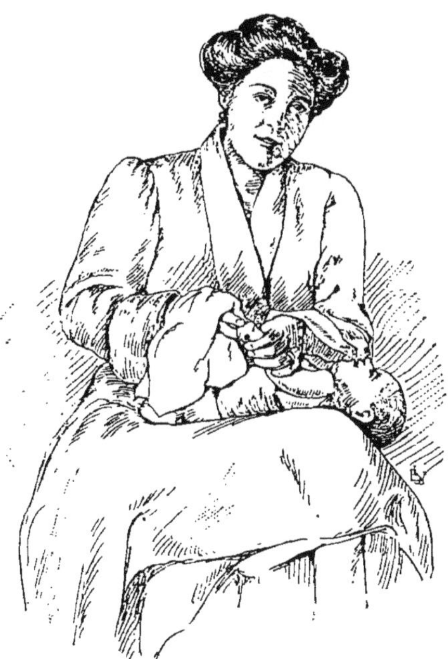

Fig. 5. — Comment on passe les manches.

D'abord le lange de laine;

Puis le carré de piqué;

Enfin la couche.

L'enfant est posé sur le dos, au milieu de la couche, celle-ci arrivant juste sous les bras. On l'enveloppe avec la couche, que l'on croise sur la poitrine, puis, comme elle dépasse de beaucoup les pieds du bébé, on la relève en la passant entre les jambes et on ramène son extrémité sur le ventre.

Le carré de piqué est à son tour croisé sur la poitrine.

Il en est de même pour le lange en laine.

Celui-ci étant croisé est maintenu en place à l'aide d'une épingle de sûreté placée à la partie supérieure. Ce lange dépasse aussi de beaucoup les pieds de l'enfant; on le relève également en haut, mais au lieu de le passer entre les jambes comme on l'a fait pour la couche, il les entoure toutes les deux. Il faut avoir soin de ne pas le remonter trop haut, pour que les petits membres puissent s'allonger. Le bord inférieur ainsi relevé fait le tour du corps, ses deux coins sont fixés en arrière avec une épingle de sûreté.

Enfin on termine l'habillement en mettant la petite bavette; on laisse la tête nue (fig. 6).

Si nous employons la méthode anglaise, nous opérerons de même pour la petite chemise et les brassières. Quant à la couche, elle est pliée en triangle, la base en haut, la pointe en bas. On la place sur les brassières un peu au-dessous des aisselles, les deux angles supérieurs ramenés sur la

poitrine. La pointe est re-
levée en passant entre les
jambes et vient se fixer au
niveau des deux premières.
On met ensuite la culotte,
les bas et les chaussons
(fig. 7).

Par-dessus le tout on met
la longue robe sans manche,
puis la robe avec manches.

Voilà notre bébé habillé.
Il n'est pas trop serré et il
peut respirer librement.

Nous éviterons avec soin
de lui mettre autour du cou
une chaîne portant une mé-
daille ou tout autre bijou,

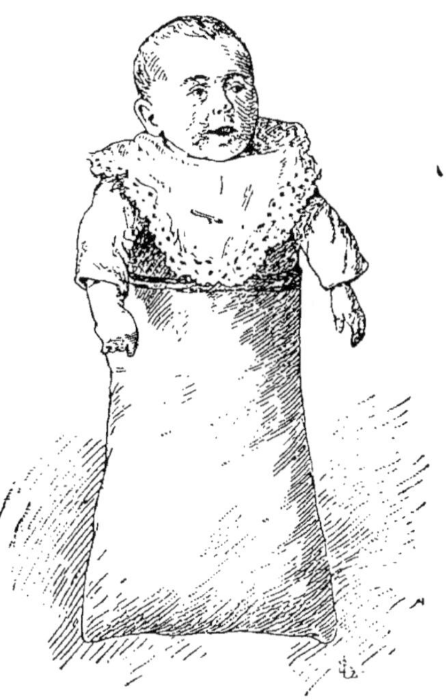

Fig. 6. — Bébé en maillot.

car, outre la gêne que
cette chaîne peut appor-
ter à la respiration, elle
produit souvent des
écorchures.

Les langes, tout en
remontant assez haut,
ne touchent pas les ais-
selles et laissent aux
bras toute leur liberté;
il ne reste plus qu'à le
coucher dans son ber-
ceau.

Notez bien que nous

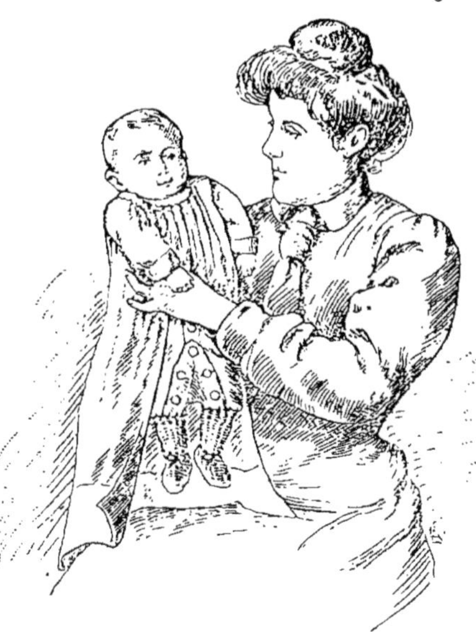

Fig. 7. — Bébé en culotte.

disons *dans son berceau,* car il est absolument interdit de le mettre à côté de sa mère, dans le même lit. Celle-ci peut s'endormir et étouffer son enfant pendant son sommeil. Quel terrible réveil pour la pauvre mère qui, en rouvrant les yeux, trouve à côté d'elle son petit glacé par la mort! Malheureusement de nombreux exemples montrent que cet accident est assez fréquent; mais, étant prévenus, nous ne *nous y exposerons pas.*

Le berceau.

Il y a longtemps qu'on a reconnu qu'il était mauvais de bercer les enfants : on ne doit jamais le faire; aussi le mot berceau est impropre et devrait être remplacé par celui de petit lit. C'est en effet un petit lit qu'il faut au nouveau-né.

Nous le choisirons facile à laver, à tenir propre, et pour cela un petit lit de fer est ce qu'il y a de mieux; tout au plus pourra-t-on le munir d'une flèche afin de pouvoir y poser un rideau; mais encore faudra-t-il que ce rideau soit à mailles très larges, afin que l'air puisse le traverser facilement. Notre petit lit sera garni d'un ou deux matelas remplis avec du crin, du varech ou de la balle d'avoine; en aucun cas on n'emploiera le duvet ou la plume. Sur le matelas on posera une toile caoutchoutée, ou un carré de feutre absorbant, mais à la condition de les tenir bien propres et non mouillés. On terminera la garniture du lit par un drap de dessous, un drap de dessus, une ou deux couvertures et un oreiller. Ce petit oreiller sera, autant que possible, rempli de crin, jamais de duvet.

Le petit lit est prêt, nous allons y placer notre bébé, mais en ayant soin de le coucher sur le côté, *jamais sur le dos*. Ceci est très important ; l'enfant peut avoir des régurgitations, voire même des vomissements : s'il est sur le dos, les liquides, ne pouvant s'écouler par la bouche, obstruent la gorge, et il peut mourir asphyxié ; donc, avoir bien soin de le coucher sur le côté. On le mettra tantôt sur le côté droit, tantôt sur le côté gauche, car sa petite tête est encore trop molle, et si c'est toujours le même côté qui est posé sur l'oreiller, elle peut s'aplatir et amener une déformation du crâne.

Pour éviter que le nouveau-né ait froid, nous placerons à ses pieds une boule d'eau chaude, mais nous veillerons bien à ce qu'elle soit hermétiquement fermée, afin de ne pas occasionner de brûlures.

S'il fait très froid, la boule placée aux pieds ne sera pas suffisante ; nous en placerons une de chaque côté de l'enfant, mais assez éloignée pour que ses mains ne puissent y toucher.

La chambre dans laquelle se trouve le petit lit sera chauffée en hiver ; la température y sera maintenue entre 15 et 18 degrés ; elle sera bien aérée. On le transportera dans une autre pièce pendant qu'on laisse ouvertes les fenêtres de celle où il se tient d'habitude. Rien n'est plus funeste pour ces petits êtres que de les maintenir enfermés dans une chambre qu'on n'ouvre jamais. On évitera avec soin l'emploi des cheminées roulantes, à feu lent, les salamandres, etc. Un bon poêle

qui tire bien ou un bon feu de bois sont ce qu'il y
a de préférable.

§ 3. — SOINS ULTÉRIEURS A DONNER AU NOUVEAU-NÉ

Tous les matins, l'enfant sera changé et baigné;
mais, en dehors du bain quotidien, on devra le
changer encore chaque fois qu'il sera mouillé, car
il est extrêmement nuisible à la santé de le laisser
croupir dans l'urine ou dans les matières qui fermentent sous lui et qui produisent des rougeurs et
des excoriations de la peau. Il est même préférable
de le changer avant chaque tétée; si les langes ne
sont pas souillés, on présente le bébé sur le vase
de nuit : non seulement il prend ainsi l'habitude
d'uriner et d'aller à la selle à des heures régulières,
mais encore il ne mouille plus son lit.

On évitera de se servir d'une éponge pour nettoyer l'enfant : ce sont des nids à microbes; nous
emploierons toujours le coton hydrophile trempé
dans l'eau bouillie. Une fois lavé, l'enfant sera sé-
ché et poudré, son cordon pansé comme nous
l'avons dit plus haut; puis il sera rhabillé, mis
au sein, et replacé dans son lit. Jamais on ne doit
prendre l'enfant sur les bras, si ce n'est pour le
sortir. Le petit nouveau-né passe les premières semaines de sa vie dans son lit; c'est une très mauvaise habitude que celle de le bercer dans les bras,
de jouer avec lui. Beaucoup de mamans, en voyant
leur bébé crier, n'ont rien de plus pressé que de le

prendre pour le calmer; c'est une faute, car l'instinct du nouveau-né est très développé, et il sait très vite reconnaître si on satisfait ses caprices; aussi il arrive qu'il dort mal, ne se repose pas, et sa santé en souffre.

On doit, dès la naissance, donner à l'enfant des habitudes très régulières, le baigner, le changer à des heures fixes et lui donner à boire toujours aux mêmes heures.

Un enfant ainsi réglé ne crie pas, dort bien et se développe admirablement.

S'il crie, c'est qu'il est malade, et il faut en chercher la cause.

hute du cordon.

Le cordon pansé chaque jour, comme nous l'avons dit, se dessèche et tombe généralement du quatrième au huitième jour, laissant au niveau de l'ombilic une petite cicatrice qui se ferme très vite, mais qu'il est bon cependant de toucher légèrement à la teinture d'iode.

remière sortie.

S'il fait beau, si la température est élevée, l'enfant peut être sorti dès les premiers jours de sa naissance; si la saison est froide et pluvieuse, il faut attendre, car le nouveau-né est *extrêmement sensible au froid;* après la diarrhée, c'est le froid qui en fait mourir le plus grand nombre.

Pour sortir, l'enfant, couvert convenablement, sera porté sur les bras; l'usage de la petite voiture ne sera permis que plus tard, vers trois mois seulement, et nous la choisirons bien suspendue et d'un roulement très doux. De plus, dans sa voiture, il est plus exposé au froid que s'il est porté sur les bras, aussi nous placerons une ou deux boules d'eau chaude à côté de lui.

Tels sont, en résumé, les soins à donner au nouveau-né pendant les premiers mois de son existence. Nous allons maintenant nous occuper de son alimentation, question très importante et qui mérite d'être étudiée avec soin.

CHAPITRE II

ALLAITEMENT AU SEIN

§ 1. — CAUSES INVOQUÉES POUR NE PAS NOURRIR

Le nouveau-né doit être allaité par sa mère; aucune excuse ne peut être admise pour enfreindre cette règle.

Certes, les causes invoquées pour se soustraire à cette obligation sont nombreuses, mais nous en ferons prompte justice, car il faut que tout le monde sache que *toutes les mères peuvent nourrir leur enfant.*

Le plus souvent c'est la grand'mère qui trouve que sa fille est faible, qu'elle va se fatiguer si elle nourrit, qu'elle n'aura pas de lait, etc.

C'est aussi le mari qui invoque les mêmes raisons et, de plus, craint que sa femme, occupée par ses devoirs de nourrice, le néglige un peu; c'est la mère elle-même, qui va se trouver privée de sortir, d'aller dans le monde, au théâtre, qui a peur de voir ses seins déformés par l'allaitement, etc.

Mais à côté de ces prétextes qui ne reposent sur aucun fondement, il en est d'autres qui semblent plus sérieux, car ils sont d'ordre médical, et bien souvent les médecins eux-mêmes ont supprimé ou fait cesser l'allaitement chez les mères atteintes des affections que nous allons signaler.

Les albuminuriques.

Pendant longtemps on a craint qu'un enfant nourri par sa mère ayant de l'albumine dans ses urines, ne devienne albuminurique à son tour; mais des recherches scientifiques ont montré qu'il n'en était rien, que ces enfants s'élevaient aussi bien que les autres, et c'est fort heureux, car ces bébés naissent souvent petits et chétifs; ils ont donc d'autant plus besoin du lait maternel qu'ils sont moins résistants.

Les cardiaques.

Les femmes qui ont une maladie de cœur, si elles ont le bonheur de mener à bien leur grossesse, peuvent également nourrir leur enfant, mais ici il faudra la surveillance d'un médecin. La plupart du temps, il n'arrive aucun accident, mais il peut cependant se faire que, des troubles graves survenant, on soit obligé d'interrompre l'allaitement, tout au moins partiellement.

Les tuberculeuses.

Voici le seul cas où nous pourrons empêcher une mère de nourrir son enfant; mais ne croyez pas que cela lui est impossible, non, tout au moins au début de la maladie. Mais la tuberculose est essentiellement contagieuse, et notre devoir, dans ce cas, est de séparer l'enfant de sa mère aussitôt sa naissance. C'est le seul moyen que nous ayons d'éviter pour lui la terrible maladie.

Maladies aiguës.

Les maladies aiguës : la grippe, la pneumonie, la bronchite, l'infection puerpérale, toutes les ma-

adies fébriles, étaient autrefois considérées comme
les obstacles à l'allaitement. Il est bien certain que
lans ces cas il existe un certain danger pour l'en-
ant; mais, d'un autre côté, si ce bébé privé du lait
le sa mère doit être allaité artificiellement, il court
les risques bien plus grands encore; aussi conseil-
ons-nous, malgré tout, de lui laisser le sein ma-
ernel.

Nous prendrons seulement quelques précautions
)our mettre l'enfant à l'abri de la contagion; nous
e placerons dans une autre chambre que celle de
a malade; avant chaque tétée nous laverons les
)outs de sein avec une solution de sublimé à 1 p.
4.000, puis à l'eau bouillie, nous présenterons
.'enfant au sein, et, aussitôt la tétée terminée, nous
.'éloignerons de nouveau.

En agissant ainsi, nous réduisons au minimum
les cas où la mère ne peut nourrir, et pratiquement
nous verrons que ces cas sont tellement rares qu'on
peut dire qu'ils n'existent pas.

Deux mots encore sur l'influence que peut avoir
sur l'allaitement l'apparition des règles ou une
nouvelle grossesse.

jles.

Normalement une bonne nourrice n'a pas ses
règles, mais cela arrive quelquefois, et dans ce cas
doit-elle cesser d'allaiter? Certainement non; tout
au plus pendant les quelques jours que dure le
flux menstruel le lait diminuera-t-il un peu, mais
sitôt les règles terminées, tout rentrera dans l'ordre.

Grossesse.

Quant à la grossesse, elle n'a aucune influence sur l'allaitement, et nous avons vu plusieurs fois une nourrice ne cesser d'allaiter son enfant que pour donner le sein à celui qui vient de naître.

Voilà ce qu'il faut penser des prétextes que l'on peut invoquer pour qu'une mère n'allaite pas son enfant.

Nous n'ajouterons qu'un mot.

Si cette mère ne nourrit pas elle-même son nouveau-né, elle commet une triple faute : envers elle-même, envers son enfant et envers la société.

Envers elle-même : car jamais une femme ne se porte aussi bien que lorsqu'elle nourrit; son développement s'achève, elle devient plus femme, et son esthétique ne peut qu'y gagner.

Envers son enfant, qu'elle abandonne à des mains étrangères et qu'elle prive du lait auquel il a droit, de ses premiers baisers, de ses premières caresses.

Envers la société : si cette femme ne nourrit pas, il faut qu'elle prenne une nourrice, et alors que devient l'enfant de cette dernière? Hélas! nous ne le savons que trop, car ce sont justement ces enfants de nourrice abandonnés par leur mère qui succombent en si grand nombre et contribuent ainsi à la dépopulation de notre pays.

Tous nos efforts doivent donc tendre à obtenir que chaque mère allaite elle-même son enfant.

Nous allons étudier maintenant les différents modes d'allaitement, c'est-à-dire :

L'allaitement au sein;
L'allaitement mixte;
L'allaitement artificiel.

§ 2. — QUANTITÉS DE LAIT QUE LE NOUVEAU-NÉ DOIT PRENDRE PENDANT LES DIX PREMIERS JOURS

Le nouveau-né doit téter à heure fixe et prendre des quantités de lait déterminées.

La montée du lait n'a lieu chez la mère que vers le second ou le troisième jour : si la nature a fait les choses ainsi, c'est que le bébé n'a besoin de rien jusque-là. On évitera donc avec soin de donner aux enfants quoi que ce soit après leur naissance. On avait autrefois la mauvaise habitude de leur faire prendre du sirop de chicorée pour les purger, de l'eau de fleur d'oranger, etc. Tout cela est nuisible et ne peut qu'irriter l'estomac et occasionner des vomissements.

Du reste, sans qu'il soit besoin de quoi que ce soit, le nouveau-né évacue aussitôt après sa naissance le contenu de son intestin, c'est-à-dire une matière visqueuse, de couleur vert foncé, qu'on appelle *méconium*.

Cependant, si la montée laiteuse tardait à se faire, on peut donner à l'enfant, dès le deuxième jour, quelques cuillerées d'eau bouillie et sucrée.

Le nouveau-né sera mis au sein très régulièrement dès le second jour de sa naissance, et voici comment nous nous y prendrons :

Nous ferons d'abord la toilette des bouts de sein, en les lavant doucement avec du coton hydrophile trempé dans l'eau bouillie, puis la maman se couche sur le côté du sein qu'elle va donner.

Le bébé est couché à côté d'elle, sur son bras, la figure tournée vers le sein.

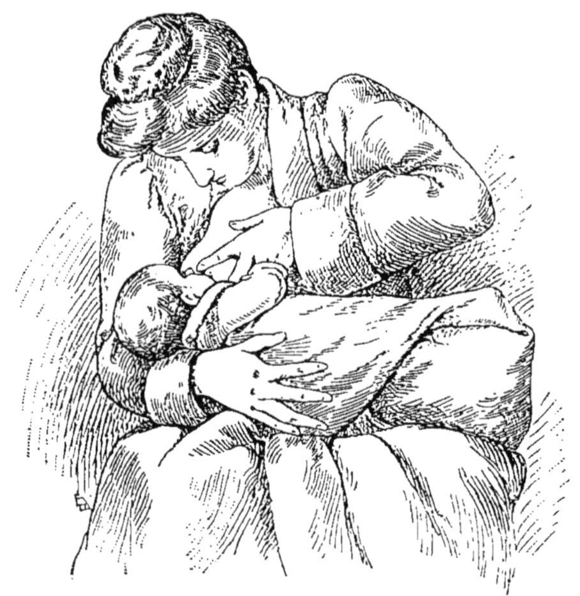

Fig. 8. — Enfant au sein. Position des doigts pour permettre à l'enfant de respirer librement.

De l'autre main elle prend le mamelon entre l'index et le médius et le met dans la bouche du bébé, en ayant soin de lui laisser le nez libre, car il faut qu'il puisse respirer en tétant, et si on lui applique le sein sur la figure, il suffoque et se retire brusquement (fig. 8).

Instinctivement notre bébé va se mettre à sucer le mamelon et à aspirer le lait de sa maman.

Tous les bébés ne tètent pas avec la même facilité; il y en a qui sont faibles, d'autres simplement paresseux : il faut y mettre de la patience et ne pas se décourager dès les premiers jours, et peu à peu nous verrons l'enfant s'habituer et prendre lui-même le sein qu'on lui présente.

Si la maman est accouchée depuis déjà plusieurs jours, elle peut s'asseoir sur son lit; dans ce cas elle prend l'enfant dans ses bras. Pour l'obliger à lâcher le mamelon quand on juge qu'il a assez bu, on lui pince légèrement le nez; pour respirer, il est obligé d'ouvrir la bouche : vite on le retire du sein.

Après la tétée on replace l'enfant dans son lit, on le couche sur le côté, le côté droit si avant la la tétée il était sur le gauche, ou inversement.

On lave de nouveau les bouts de sein à l'eau bouillie et on place sur le mamelon un petit morceau de coton hydrophile trempé dans l'alcool étendu de moitié d'eau, le tout maintenu par un bandage qui sert en même temps de soutien pour les seins, mais qui ne les comprime pas. Dès le début nous fixerons les heures des tétées; ce sera, par exemple : matin : 7 heures, 9 heures et 11 heures; soir : 1 heure, 3 heures, 5 heures, 7 heures et 10 heures. La nuit il tètera seulement deux fois : à 1 heure et à 4 heures. Quand il sera plus fort, nous supprimerons peu à peu les tétées de la nuit.

Cela fait donc 10 tétées dans les 24 heures.

Si la nuit l'enfant dort à une heure où il doit téter, nous ne le réveillerons pas, mais la prochaine tétée n'aura quand même lieu qu'à l'heure fixée :

si, par exemple, l'enfant [dormait à 1 heure du matin, il ne tétera qu'à 4 heures, lors même qu'il se réveillerait avant.

L'enfant restera au sein pendant 10 minutes environ, quelquefois un quart d'heure, mais jamais plus, car si le mamelon reste trop longtemps dans la bouche de l'enfant, il se coupe, se fendille, il survient des crevasses qui non seulement sont très douloureuses, mais qui peuvent encore par la suite être la cause d'abcès.

Donc, l'enfant sera mis au sein régulièrement toutes les deux heures et pendant 10 minutes environ chaque fois. Dans ces conditions son poids doit augmenter de *25 à 30 grammes par jour* pendant le premier mois. Du reste, en quelques jours l'enfant en aura pris l'habitude, il sera réglé.

Que doit prendre le nouveau-né pendant les dix jours qui suivent sa naissance ?

Le premier jour, nous l'avons dit, l'enfant ne prendra rien, puis il prendra :

le	2ᵉ jour 160 gr.,	c'est-à-dire	15 à 20 gr. par tétée.
le	3ᵉ — 285	—	25 à 30	—
le	4ᵉ — 360	—	35 à 40	—
le	5ᵉ — 430	—	40 à 45	—
le	6ᵉ — 470	—	45 à 50	—
le	7ᵉ — 490	—	45 à 50	—
le	8ᵉ — 500	—	50 gr.	—
le	9ᵉ — 515	—	50 à 55	—
le	10ᵉ — 540	—	50 à 55	—

A partir du dixième jour la quantité de lait prise dans les 24 heures ira en augmentant très lentement, pour arriver à 600 grammes pendant toute la durée du premier mois.

Bien entendu, ces chiffres n'ont rien d'absolu, ce ne sont que des moyennes, et si l'enfant prend moins à une tétée, il prendra davantage à la suivante; l'essentiel est que dans les 24 heures il ait pris à peu près le total indiqué.

Pendant les deux, trois premiers jours qui suivent sa naissance, l'enfant diminuera de poids. Cela tient d'abord à ce qu'il ne prend rien ou peu de chose, puis il évacue son intestin, il urine, et enfin l'évaporation qui se fait par la peau et par la respiration lui enlève encore une certaine quantité d'eau. Ce n'est guère que vers le 7ᵉ ou le 8ᵉ jour qu'il a repris son poids de naissance.

Comment saurons-nous que notre bébé a pris la quantité de lait qui lui est nécessaire? Pour cela il faut le peser.

ôle de la balance.

La balance joue un grand rôle pendant les deux premières années de la vie de l'enfant. C'est grâce à elle que nous éviterons les fautes d'alimentation si préjudiciables à sa santé; c'est elle qui nous préviendra longtemps d'avance que notre bébé n'est pas en bon état, qu'il va être malade. Il est donc extrêmement important de peser le nouveau-né. La balance dont nous allons nous servir est une balance ordinaire dont l'un des plateaux a été remplacé par un petit panier d'osier sur lequel on place l'enfant : c'est un pèse-bébé (fig. 9).

Tous les matins pendant le premier mois, tous

les huit jours ensuite, le bébé sera *pesé nu* et toujours à la même heure. On choisit pour cela l'heure du bain ; le nouveau-né étant baigné et essuyé, on le pose sur la balance ; on a ainsi le poids journalier, que l'on inscrit sur un petit carnet ou sur une feuille spéciale.

Mais dans la journée, quand on veut peser la

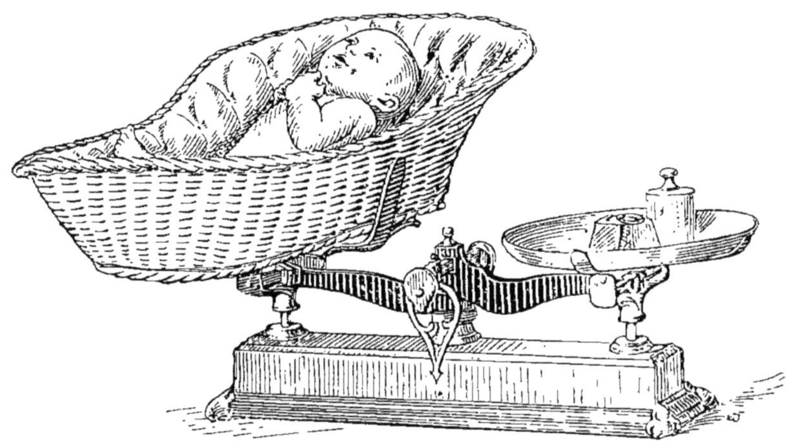

Fig. 9. — Pèse-bébé.

quantité de lait |prise à une tétée, faudra-t-il pour cela déshabiller l'enfant? C'est parfaitement inutile. Au moment de la tétée on pose l'enfant tout habillé sur la balance et on fait la tare exacte, c'est-à-dire qu'on place dans l'autre plateau des poids ou des objets quelconques jusqu'à ce que l'équilibre soit bien établi, on prend l'enfant et on le met au sein ; au bout de 10 minutes environ on le retire et on le replace sur la balance. Comme il a bu, il est plus lourd, et le plateau de la balance s'incline de son côté : les poids qu'il faut ajouter sur l'autre plateau pour rétablir l'équilibre indiquent la quantité de lait absorbé par l'enfant.

On voit ainsi facilement si notre bébé a pris trop de lait ou pas assez; s'il a pris trop, nous le laisserons moins longtemps au sein pendant la tétée prochaine; si, au contraire, il n'a pas pris assez, nous le remettrons de suite au sein pendant quelques minutes encore.

Indications tirées de l'examen des garde-robes.

La balance n'est pas seule à nous donner des indications précieuses sur l'état de santé de l'enfant; il y a aussi l'examen des *selles* ou *garde-robes*.

Les selles d'un nouveau-né bien portant sont d'un beau jaune d'or, bien liées, bien homogènes et sans *odeur*.

Elles sont au nombre d'une ou deux par jour, pas plus.

Si elles sont plus nombreuses, c'est que l'enfant prend trop; si de plus elles sont liquides, c'est qu'il prend *beaucoup trop;* si elles sont vertes, elles indiquent un état encore plus grave et nécessitant des soins et un régime immédiats. Quelquefois, sans présenter les caractères que nous venons d'indiquer, les selles sont jaunes, mais mal liées et parsemées de petits points blancs : ce sont des grumeaux formés par du lait non digéré. L'enfant a l'estomac et l'intestin fatigués, il digère mal, et ici encore c'est bien souvent parce qu'il a pris trop de lait. Si, au contraire, le bébé ne va pas à la selle tous les jours, si ces selles sont rares, peu abondantes, c'est un signe d'alimentation insuffisante.

Nous voyons donc que, d'après les résultats fournis par l'examen des selles d'un côté, les renseignements donnés par la balance de l'autre, nous sommes immédiatement fixés sur l'état de notre bébé; ainsi, voyons ce qui se passe quand un écart de régime se produit.

Enfant qui prend trop.

Tout d'abord la balance accusera une augmentation de poids anormale, 40, 50, 60 gr. par jour, les urines sont abondantes, la transpiration exagérée, puis les selles deviennent plus nombreuses, changent de consistance et passent à l'état liquide; l'enfant a la diarrhée : ce n'est encore que la *diarrhée jaune,* et le cas n'est pas très grave; mais déjà la balance montre que l'enfant n'augmente plus de poids, il peut même diminuer.

Si rien ne vient modifier l'alimentation, l'état s'aggrave, les selles sont de plus en plus liquides, mousseuses, et finalement deviennent vertes; l'enfant crie parce qu'il souffre; très souvent la maman ignorante, pensant qu'il a faim, le met au sein, donnant ainsi davantage de lait au petit qui en a déjà trop, et ce qui la confirme dans son erreur, c'est que, le lait pris par l'enfant calmant momentanément l'irritation de l'estomac et de l'intestin, il cesse de crier. Malheureusement ce calme trompeur ne dure pas; l'estomac fatigué refuse cette surcharge alimentaire, et des vomissements apparaissent, l'enfant maigrit, son poids diminue rapidement, et il meurt victime de l'ignorance de sa nourrice.

Mais nous, mieux renseignés, nous ne laisserons pas les choses aller aussi loin, et dès que nous verrons notre bébé augmenter d'une façon anormale plusieurs jours de suite, à plus forte raison si les selles deviennent plus fréquentes ou perdent leur consistance ordinaire, si des grumeaux apparaissent, vite nous diminuerons la quantité de lait en laissant l'enfant moins longtemps au sein, et tout rentrera dans l'ordre.

Pour donner moins à notre bébé, pour le rationner, on pourrait penser qu'il suffit de supprimer une ou plusieurs tétées dans la journée : ce serait une faute.

D'abord le bébé à qui on aurait supprimé une tétée arriverait à la suivante ayant très faim, il téterait avidement et en quelques minutes prendrait une quantité de lait considérable; notre but serait donc manqué.

D'un autre côté, une nourrice qui n'est pas tétée régulièrement voit son lait diminuer et peu à peu disparaître. Ce n'est donc pas ainsi que nous ferons; nous laisserons l'enfant téter aux heures habituelles, mais au lieu de rester aussi longtemps au sein, nous l'y laisserons beaucoup moins; du reste, nous aidant de la balance, nous ne lui permettrons de prendre que la quantité de lait voulue.

nfant qui ne prend pas assez.

La balance accuse une augmentation de poids inférieure à celle que nous devons avoir; notre bébé n'augmente plus, quelquefois même il diminue. Son teint, de rose qu'il était, devient pâle, sa peau fait des plis, semble trop longue pour son corps, ses cris ne sont plus aussi vigoureux; au lieu de s'endormir après sa tétée, il crie; ses selles sont peu abondantes, deviennent rares et font bientôt place à la constipation. Ici encore, dès que nous verrons le poids journalier baisser, nous pèserons les tétées, et nous constaterons que notre bébé est insuffisamment alimenté.

Faut-il peser l'enfant tous les jours? Oui, pendant le premier mois, c'est-à-dire jusqu'à ce qu'il soit bien réglé, jusqu'à ce que nous reconnaissions bien la facilité plus ou moins grande avec laquelle il digère, comment il assimile le lait qu'il absorbe, quel est le temps qu'il lui faut pour prendre sa tétée.

Ensuite nous ne le pèserons plus que toutes les semaines; ce sera suffisant et plus précis, car à partir du premier mois les bébés s'agitent davantage, et leur augmentation devient moins régulière; une diminution dans le poids d'aujourd'hui sera compensée par une augmentation plus grande demain; bref, la balance vous donnera toujours d'excellents renseignements, mais à la condition de ne pas lui demander plus qu'elle ne peut donner, et en pesant notre bébé tous les huit jours, cela nous fera une moyenne sur laquelle nous pourrons nous baser sans risquer de nous tromper. Nous voici donc maintenant en mesure de contrôler à tout moment l'état de santé de l'enfant, de nous rendre compte si son poids augmente normalement et s'il prend des quantités de lait suffisantes.

§ 3. — Quantités de lait que l'enfant doit prendre
après le dixième jour

Nous avons dit que pendant le premier mois
notre bébé devait augmenter de 25 à 30 grammes
par jour, en prenant de 500 à 600 grammes de lait
dans les 24 heures. Il n'en sera pas toujours ainsi,
car plus le poids devient grand, moins l'augmentation quotidienne est considérable. Cela tient à ce
que la ration de l'enfant se compose de deux parties : une ration d'entretien, qui est directement
proportionnelle au poids, et une ration d'accroissement, qui, elle, est inversement proportionnelle à
ce poids, qui devient nulle lorsque l'enfant a acquis
son complet développement.

C'est au début de la vie que l'enfant augmente le
plus, puis, à mesure qu'il avance en âge, cette augmentation va en diminuant, pour n'être plus que de
quelques grammes par jour vers l'âge de deux ans.

Quelques médecins ont calculé quelle devait être
cette augmentation d'après l'âge de l'enfant : ce
n'est pas exact, on doit se baser sur le poids du
bébé, et non sur son âge. La raison en est bien simple. Un enfant normal, né à terme, pèse environ
3.000 à 3.500 grammes, mais il n'est pas rare d'en
voir qui pèsent entre 2.500 et 3.000 ; nous en trouvons aussi qui pèsent 4 kgr. et plus. Allons-nous
donner à ces enfants de poids si différents, et
pourtant du même âge, la même quantité de lait ?
Certainement non. Leur poids va-t-il s'accroître

chaque jour de la même quantité? Pas davantage. Ce serait une erreur de les traiter les uns et les autres de la même manière; un enfant de 4 kgr. a besoin de plus de nourriture que celui qui n'en pèse que 3.

C'est donc d'après le poids que nous allons régler la quantité de lait prise par le nouveau-né, et nous allons indiquer dans le tableau ci-dessous quelle est l'augmentation correspondante à ce poids :

Un enfant de	doit prendre en 24 heures :		et augmenter chaque jour de
3^{kg}	550^{gr} de lait de femme		25 à 30^{gr} env.
4^{kg}	640^{gr}	—	20 à 25^{gr} —
5^{kg}	740^{gr}	—	20^{gr} —
6^{kg}	830^{gr}	—	15 à 20^{gr} —
7^{kg}	920^{gr}	—	15^{gr} —
8^{kg}	1.000^{gr}	—	10^{gr} —
9^{kg}	1.070^{gr}	—	9^{gr} —
10^{kg}	1.140^{gr}	—	7^{gr} —
11^{kg}	1.220^{gr}	—	6^{gr} —
12^{kg}	1.300^{gr}	—	4^{gr} —

§ 4. — DIFFICULTÉS QUE L'ON PEUT RENCONTRER DANS L'ALLAITEMENT AU SEIN

Ces difficultés peuvent provenir soit de la mère, soit de l'enfant.

Difficultés provenant de la mère.

La sécrétion lactée peut tarder, ou encore elle ne s'établit que d'une façon insuffisante.

Le fait s'observe surtout chez les mères qui allaitent pour la première fois, et ceci est fréquent lorsque la maman est fille d'une femme qui elle-même n'a pas nourri ses enfants.

On a observé, en effet, que si pendant plusieurs générations les mères n'ont pas allaité, les glandes mammaires s'atrophient chez les descendantes et perdent peu à peu leurs fonctions de sécrétion. Enfin, souvent aussi la mère est très fatiguée, soit par un travail exagéré pendant les derniers temps de sa grossesse et une nourriture insuffisante, soit parfois par des pertes de sang abondantes, des hémorragies survenant au moment de l'accouchement.

Dans tous ces cas la sécrétion lactée s'établit mal, le lait ne monte pas en quantité suffisante. Il faut agir vite, car si on laisse les choses dans leur état même pendant quelques jours, l'enfant, insuffisamment nourri, se fatigue, dépérit, tète avec moins d'énergie, et le lait ne tarde pas à disparaître du sein maternel.

Le meilleur remède dans ce cas est de prendre une nourrice avec son enfant; mais ce n'est pas une nourrice que l'on gardera bien longtemps, huit jours, quinze jours au plus.

Que va-t-il se passer?

La nourrice donnera le sein au nouveau-né. Celui-ci, trouvant un lait abondant, coulant facilement, va prendre des forces et se développer à merveille.

L'enfant de la nourrice sera mis au sein de la mère. Fort et vigoureux, il tétera énergiquement et aura vite fait d'obtenir une sécrétion lactée parfaite.

Pendant les premiers jours il ne trouvera, il est

vrai, que peu de lait dans les seins de la nouvelle accouchée, mais sa mère est là pour lui donner le complément; seulement on aura bien soin de ne le mettre au sein de sa mère qu'après qu'il aura tété la jeune maman : car si on lui donnait d'abord le sein de la nourrice, il y prendrait sa ration normale, et, bien repu, il ne voudrait plus téter la mère du nouveau-né.

Du reste, il faut que de temps en temps la nourrice donne le sein à son enfant, sinon, étant tétée seulement par ce nouveau-né qui prend si peu, elle verrait vite son lait diminuer.

Aussitôt la réaction lactée bien établie chez la mère, nous lui mettrons au sein son propre enfant, une tétée sur deux, par exemple, puis plus souvent, et bientôt tout à fait.

On pourra alors renvoyer la nourrice, et celle-ci s'en ira enchantée, d'abord parce qu'on aura soin de la récompenser largement du service rendu, puis parce qu'elle se placera facilement, ayant conservé son enfant et du lait dans ses seins.

On voit par ce qui précède que ce serait une grosse faute de prendre une nourrice sans son enfant, puisque, comme nous venons de le dire, cette femme, tétée insuffisamment par un nouveau-né qui prend trop peu, perdrait son lait, et, outre l'ennui de prendre une autre nourrice, que deviendrait la première? Elle ne pourrait plus se placer, n'ayant ni son enfant ni lait dans ses seins ; nous aurions donc, outre les désagréments d'un changement de nourrice, commis une mauvaise action.

Si on ne peut se procurer une nourrice avec son enfant, il faudra avoir recours à l'allaitement mixte, comme il sera dit plus loin (page 72).

Dans d'autres cas, ce sont des gerçures, des crevasses, qui, par la douleur extrêmement vive qu'elles produisent, entravent considérablement la montée du lait.

Il faut soigner les crevasses et calmer la douleur.

faut soigner les crevasses.

Les mamelons devront être tenus extrêmement propres, sinon les microbes vont s'introduire dans le sein par la petite plaie et causer des abcès, complication pénible pour la mère, qui sera obligée d'avoir recours aux soins d'un chirurgien, et extrêmement grave pour l'enfant, car il peut avaler du pus et en mourir.

Nous laverons donc soigneusement les bouts de sein avec du coton stérilisé, trempé dans une solution de sublimé, puis à l'eau bouillie; nous toucherons ensuite les crevasses avec un petit tampon de coton trempé dans un mélange à parties égales de glycérine et de teinture d'iode; nous le recouvrirons ensuite, comme d'habitude, d'une petite compresse trempée dans l'alcool.

Si la sécrétion lactée est abondante, nous laisserons reposer le sein malade en n'y laissant téter l'enfant qu'une fois ou deux dans les 24 heures; il guérira plus vite.

Il arrive souvent, dans ce cas, qu'au moment de la succion, la crevasse saigne et l'enfant avale du sang : grand effroi de la maman qui voit les lèvres de son bébé teintées de rouge ! Elle croit que c'est lui qui saigne, ou encore c'est dans une régurgitation, un vomissement qu'elle s'aperçoit que le lait rendu contient du sang. Son enfant vomit du sang ! Elle s'affole et appelle le médecin. Moins ignorante, elle devine de suite que ce sang provient de son sein et ne s'effraye plus.

Il faut calmer les douleurs.

Après avoir bien lavé le mamelon, on pose dessus un petit tampon de coton trempé dans une solution de cocaïne à 1 p. 10 et on l'y laisse pendant quelques minutes, puis on le retire, on lave de nouveau à l'eau bouillie pour enlever la cocaïne, et on met l'enfant au sein.

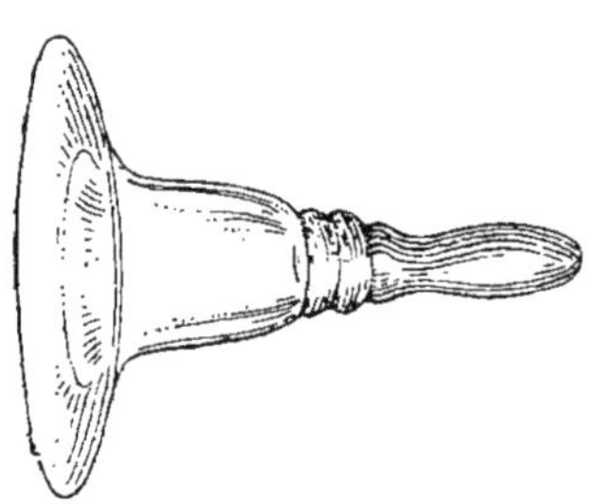

Fig. 10. — Bout-de-sein.

On peut aussi se servir d'un bout-de-sein : l'enfant, dans ce cas, ne prenant plus le mamelon entre ses lèvres, la douleur est moins vive, et la crevasse guérit plus facilement (fig. 10).

Il existe aussi des femmes qui ont le mamelon mal conformé : au lieu de faire saillie en dehors, il est pour ainsi dire dans le sein, et l'enfant ne peut le saisir : c'est un bout de sein ombiliqué.

Dès que cette malformation sera reconnue, déjà durant la grossesse, on s'efforcera par de petites tractions, de légers massages, de faire saillir le bout du sein dont nous venons de parler, et avec de la patience et de la ténacité on arrivera souvent à un plein succès. Malheureusement, il est des cas, très rares cependant, où tous nos efforts sont vains : c'est celui d'une femme qui, bien qu'ayant du lait, ne peut nourrir son enfant.

Difficultés provenant de l'enfant.

Le cas le plus fréquent est celui où la bouche du bébé présente un vice de conformation qui l'empêche d'aspirer le lait contenu dans le sein maternel. Ceci arrive lorsqu'il existe une division de la voûte palatine, du maxillaire, des lèvres, en un mot lorsque l'enfant a un *bec-de-lièvre*.

Il ne peut faire le vide dans sa bouche, le lait non aspiré ne monte pas : ce sont des enfants qu'il faut nourrir au biberon, au verre ou à la cuiller.

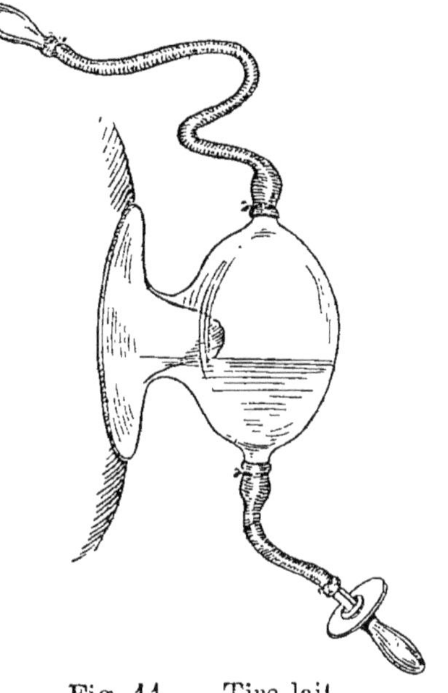

Fig. 11. — Tire-lait.

Sont-ils pour cela toujours privés du lait maternel?

Très souvent et toujours pour la même raison, le sein n'étant plus tété, la sécrétion lactée se fait mal et la montée du lait disparaît.

Cependant si la mère est bonne nourrice, si elle a déjà allaité d'autres enfants, elle peut se traire elle-même, se tirer du lait avec un tire-lait (fig. 11), elle n'a plus ensuite qu'à le faire boire à son bébé.

On ne réussit pas souvent, mais il faut essayer, car nous avons vu ce procédé donner de très bons résultats.

Il y a aussi des enfants qui sont très paresseux, qui dorment toujours, qui ne veulent pas téter, ou encore ils prennent bien le sein, font des mouvements de déglutition, on croit qu'ils tètent, et en les mettant sur la balance on s'aperçoit qu'ils n'ont rien pris.

Il faut les réveiller : un bain, une friction à l'alcool avant la tétée, les excitent; on leur met le bout de sein dans la bouche, et en pressant la base du mamelon avec les doigts on y fait couler quelques gouttes de lait; ils avalent et souvent continuent à téter; c'est avec ceux-là qu'il faut beaucoup de patience et de ténacité, mais on est bien vite récompensé, car après quelques jours de persévérance ces enfants s'habituent à téter, deviennent plus forts et se développent comme les autres.

Filet.

Disons enfin un mot de ce qu'on a appelé la brièveté de la langue : on dit que l'enfant a le filet.

C'est un préjugé fort ancien et qui n'a pas encore tout à fait disparu, que celui de croire que si l'enfant tète mal, c'est qu'il a le filet trop court et qu'il faut le lui couper. C'est une grande erreur, la brièveté du filet n'existe pas en tant qu'obstacle à la succion, et vouloir le couper, c'est exposer bien inutilement le nouveau-né à des dangers très sérieux.

§ 5. — ALLAITEMENT PAR UNE NOURRICE MERCENAIRE

Dans certains cas, la mère, épuisée par une maladie grave, aiguë ou chronique, ne peut nourrir elle-même son enfant.

Chez quelques-unes, une disposition anatomique défectueuse du mamelon rend l'allaitement impossible, lorsqu'un bout de sein artificiel n'y peut remédier; mais, le plus souvent, la mère ne nourrit pas *parce qu'elle ne veut pas nourrir.*

A ses devoirs maternels elle oppose, en les préférant, ses obligations mondaines, qu'elle déclare inéluctables.

« Comment, dit-elle au médecin, pourrais-je concilier la sujétion régulière de l'allaitement et mes devoirs de société? Croyez-vous qu'il m'est possible d'assister à la première de tel ou tel théâtre; de me montrer au bal de Mme X. ou Z., d'être au thé de MM. A. ou B., et de donner le sein à mon enfant? Assurément non. Sans compter que l'allaitement que vous exigez aurait tôt fait de m'abîmer les seins. »

Tous ces arguments de logique douteuse n'ont aucune valeur, ce ne sont que de simples prétextes invoqués pour masquer le refus de faire son devoir. La fonction de nourrice n'est que le complément de la maternité, et seule, elle amène le plein épanouissement de la femme. Les seins s'atrophient et se flétrissent surtout chez les femmes qui n'ont pas nourri; puis, n'est-il pas possible d'aller luncher et converser avec les bonnes amies, sans pour cela laisser bébé de côté, puisque précisément les heures de tétées sont régulières et fixées par avance? D'un autre côté, que d'ennuis entraîne la présence d'une nourrice dans la maison, suivant son caractère, son système nerveux, sa mentalité, etc.!

Mais tout a échoué, la mère n'a rien voulu entendre, elle a fait valoir des raisons que la raison ne connaît pas, et nous avons dû nous incliner : on prendra une nourrice.

Notre tâche n'en sera pas plus aisée, car ici nous devons avoir en vue non seulement le développement normal du nouveau-né, mais encore l'intérêt social qui s'attache à la nourrice et à son enfant.

D'abord, nous refuserons toute femme mariée.

Arracher une mère à sa famille, à son ménage, à ses enfants, à son mari, pour lui faire vendre son lait à un étranger est plus qu'une faute lourde, c'est un crime de lèse-humanité.

Évidemment, la nourrice gagnerait quelques sous qui pourraient augmenter le bien-être des siens; qu'est-ce que cela à côté des dangers à courir? Que deviendra ce mari isolé pendant des mois et des mois de sa compagne? Aux heures mauvaises n'ira-t-il pas se réfugier au cabaret ou dans des lieux plus malfamés encore? et que feront les tout petits, loin de leur mère? Que de foyers détruits, que d'abandons, quels drames désespérés a engendrés le départ de la mère comme nourrice!

Nous ne nous rendrons pas complice d'un tel marché : d'abord la conscience de tout honnête homme s'y oppose, puis quelle source d'ennuis qu'une nourrice mariée !

A chaque instant c'est le mari qui écrit que la récolte est mauvaise, que la vache a péri, que les enfants sont malades : rien de tout cela n'est vrai, mais tous ces prétextes sont bons pour réclamer de l'argent à sa femme : il en a besoin pour aller faire sa partie au cabaret, et malheur à la nourrice si elle n'envoie pas la somme demandée; les lettres se succèdent, les menaces surviennent, cet homme annonce qu'il va prendre le train et venir chercher sa femme; celle-ci est affolée, elle pleure, elle se désole, et je vous laisse à penser quel lait, dans ces conditions, elle donne à son nourrisson !

Ce n'est pas tout, cette femme sortie des travaux des champs, tirée de la campagne, où elle ne mangeait pas toujours à sa faim, prend chez ses maîtres des habitudes autres que celles de sa condition, elle devient paresseuse, gourmande; elle qui était arrivée à peine vêtue se voit du jour au lendemain habillée des pieds à la tête, rien ne lui manque : manteau, bonnet à dentelle, rubans, etc. Quel changement dans son existence! Aussi que devient-elle après le sevrage de son nourrisson? Croyez-vous qu'elle va tranquillement reprendre le chemin du foyer et aussi sa vie primitive? Certes non; elle ne sait plus, ses mains blanches se refusent aux durs travaux, elle est dépaysée, elle s'ennuie, et puisque son mari a pris l'habitude de boire, elle fait comme lui! Leur petit avoir amassé à grand'peine jusque-là s'en va peu à peu, en fumée, en alcool...

Ne croyez pas que nous exagérons : recherchez et voyez ce que deviennent plus tard toutes ces Normandes, ces Bretonnes qui sont venues à Paris se placer comme nourrices.

Donc, aussi bien dans l'intérêt du nourrisson que dans celui de la société elle-même, et jusqu'à ce qu'une loi bien comprise soit venue mettre fin à ces abominables pratiques, toute notre influence doit tendre à faire éliminer la femme mariée comme nourrice, et lui substituer la fille-mère *prise avec son enfant.*

Oh! certes, nous entendrons de beaux cris à l'énoncé de cette proposition, et plus d'un esprit pudibond, plus vertueux en apparence qu'en réalité, va nous maudire; mais qu'est-ce que cela en face de la justesse de la cause que nous défendons?

Que reproche-t-on à la fille-mère?

Tout simplement d'être devenue mère en dehors du mariage; c'est-à-dire d'avoir eu confiance dans les promesses d'un égoïste qui n'a vu en elle qu'une proie facile à saisir et dont il était d'avance bien décidé à se débarrasser dès que la moindre complication viendrait troubler tant soit peu le calme de sa vie; d'avoir cru un instant que l'homme pouvait être, dans une vie toute de peines, celui sur la poitrine duquel on peut se reposer en toute sécurité, de ne s'être pas assez défendue et d'avoir succombé à une surprise des sens.

Est-ce donc là pour notre hypocrite société une faute irrémissible?

Et si jadis personne n'osa jeter à la femme

tombée la pierre de la réprobation, faut-il croire que nous sommes descendus si bas dans la haine et le mépris que plusieurs aujourd'hui en seraient capables?

Mais en dehors de toutes ces considérations qui ne convaincront pas toujours les esprits arriérés, il est d'autres arguments qui, au point de vue pratique, seront mieux compris.

La fille-mère nourrice, c'est la tranquillité pour tout le monde, car elle est libre; c'est la suppression du mari, dont les visites et les réclamations incessantes provoquent souvent des scènes déplo rables pour la santé du nourrisson; c'est, si vous lui avez laissé son enfant, la certitude de faire de cette mère de hasard une bonne mère; c'est racheter son passé et lui ouvrir à nouveau la voie droite, dans laquelle, n'en doutez pas, elle persistera désormais, préservée par l'expérience de la vie et par l'amour maternel.

De plus, nous n'aurons pas à craindre que cette nourrice abandonne son nourrisson, au contraire; elle nous sera reconnaissante de l'avoir sauvée et de lui avoir permis d'élever son propre enfant.

Que serait devenu ce petit être si nous l'avions privé de sa mère? Abandonné, confié à des mains étrangères, il n'eût pas tardé à succomber, et cette mort ne pèserait-elle pas lourdement sur la conscience de celle qui n'a pas voulu remplir son devoir?

Donc tout concorde pour le mieux : la maman, le nouveau-né, la nourrice et son bébé, tous seront contents, satisfaits, si nous prenons la sage détermination d'accepter comme nourrice une fille-mère avec son enfant.

Physiologiquement cet enfant et le nouveau-né se développeront ensemble; le nourrisson, étant présenté au *sein le premier,* y prendra d'abord tout ce dont il a besoin. Si le lait est insuffisant pour les deux, on complétera avec du lait stérilisé la ration du plus âgé, c'est-à-dire de l'enfant de la nourrice; c'est là du reste un fait extrêmement rare, car une nourrice peut aisément nourrir deux bébés, le sein donnant d'autant plus de lait qu'on lui en demande davantage.

Reste le placement des enfants chez les nourrices à la campagne. Celui-là est désastreux.

Peut-être si la loi Roussel était modifiée et respectée, si les médecins-inspecteurs avaient le temps de s'occuper des enfants en bas âge, s'ils étaient convenablement rétribués, s'ils pouvaient éduquer les nourrices, sans doute obtiendrait-on quelques résultats. Mais, hélas! quelle statistique non truquée nous dira les hécatombes de nouveau-nés faites par ces nourrices improvisées? Combien de fois n'ai-je pas entendu les médecins-inspecteurs revenir de leur tournée découragés, attristés, ayant vu des enfants de trois mois gavés de soupe aux choux, buvant du lait dans des biberons à longs tubes, ou mangeant dans des assiettes malpropres! Combien en ai-je connu de ces confrères qui, voyant leur action inutile, préféraient s'en aller plutôt que de couvrir de leur responsabilité de telles pratiques!

§ 6. — CHOIX D'UNE NOURRICE

Une bonne nourrice doit avoir du lait en abondance et pendant longtemps; elle doit être saine, bien portante, et remplir les conditions suivantes :

Parité.

Nous ne prendrons pas comme nourrice une femme qui vient d'avoir son premier bébé; il faut que ce soit au moins son second et qu'elle ait allaité le premier, car, si c'est la première fois qu'elle se dispose à donner le sein, elle aura du lait moins longtemps que celle qui aurait allaité précédemment un ou plusieurs enfants.

Age du lait.

Le lait de la nourrice doit avoir de 2 à 5 mois; plus vieux, il risquerait de ne pas suffire à notre nouveau-né pendant le temps nécessaire; plus tôt, la femme n'est pas encore suffisamment remise de ses couches.

Seins.

Nous examinerons les seins, nous verrons si le mamelon est bien conformé, si l'enfant peut le prendre facilement, si la circulation veineuse qui forme à leur surface un réseau bleuâtre est bien développée; nous ferons téter son enfant à quelques heures d'intervalle, et en pesant chaque tétée nous nous rendrons compte si chaque sein fournit une quantité de lait suffisante. L'enfant doit, en effet, prendre toute sa tétée *d'un seul côté;* s'il est obligé d'avoir recours aux deux seins pour obtenir sa ration, la nourrice est insuffisante.

Age.

Nous choisirons une femme de 24 à 25 ans; plus jeune, elle risquerait de n'être pas assez robuste.

Dentition.

L'examen des dents a une grande importance, car une femme dont la dentition est mauvaise digère mal, est sujette à des troubles gastriques, elle s'alimente mal, et son lait diminue.

Règles.

Nous l'interrogerons à ce sujet : une bonne nourrice ne doit pas être réglée.

Antécédents.

Il faut aussi des renseignements sur les parents de la nourrice, s'ils sont vivants et bien portants; s'ils sont morts, s'assurer, dans la mesure du possible, qu'ils n'ont pas succombé à une maladie de poitrine, car dans ce cas notre nourrice est suspecte de tuberculose, et nous ne l'accepterons pas.

Examen général.

Il portera sur tout le corps et sur tous les organes : le cœur et les poumons seront auscultés avec soin, on verra si le cou ne porte pas de traces d'abcès froids, si on n'y trouve pas de ganglions. Nous l'interrogerons sur les maladies qu'elle a pu avoir; nous examinerons la gorge, la bouche, cherchant avec soin à dépister la syphilis. Au moindre doute, un examen médical complet s'impose.

Examen de l'enfant.

Enfin nous terminerons par l'examen de l'enfant : nous verrons s'il est sain, bien portant, vigoureux; la façon dont il est tenu nous donnera des rensei-

gnements sur les *habitudes de propreté de sa mère*.
Nous n'oublierons pas que la nourrice peut présenter un autre enfant que le sien, ou que son bébé peut être nourri ou suralimenté avec du lait de vache ou des bouillies. Si bien que l'enfant peut être très gros, et la mère n'avoir cependant presque pas de lait. Ce n'est qu'en le faisant téter devant nous que la balance nous donnera des renseignements exacts, et encore aurons-nous soin de faire mettre cet enfant au sein à quelques heures d'intervalle, car, prévoyant cet examen, il peut se faire que la nourrice n'ait pas donné le sein depuis longtemps pour permettre au lait de s'y accumuler.

Pendant toute la durée de l'examen et de l'interrogation, nous ne perdrons pas de vue que la nourrice cherchera toujours à nous tromper et à cacher les tares qu'elle peut avoir.

§ 7. — HYGIÈNE DE LA FEMME QUI NOURRIT

La mère qui allaite ou la nourrice qui vient chez elle pour la remplacer doivent avoir une vie calme, réglée, faite d'exercice et de grand air.

Beaucoup de nourrices venant de la campagne, où elles sont obligées de travailler, arrivent dans une famille avec l'idée qu'elles n'auront plus rien à faire et qu'elles vont régner en maîtresses dans la maison. Il faut les détromper dès le début. On se figure en effet bien souvent qu'un changement de nourrice est très préjudiciable au nouveau-né, et, partant de là, on passe à cette dernière tous ses caprices, on la nourrit à sa guise, on fait toutes ses volontés, on ne sait qu'imaginer pour lui faire plaisir : cadeaux en espèces, cadeaux en vêtements, en bijoux, on fait tout pour que *nounou* soit contente et ne quitte pas bébé.

Cette manière d'agir vis-à-vis d'une nourrice est tout simplement ridicule. Aucune n'est indispensable, et il faut qu'elle sache dès son entrée qu'à la moindre incartade c'est *son départ immédiat,* et ceci est très important.

En effet, dès qu'on a décidé le renvoi d'une nourrice, dès qu'elle en a été prévenue, *elle ne doit plus revoir son nourrisson.*

Ne craignez pas que ce dernier souffre de la faim. En attendant que nous ayons trouvé une autre nourrice, nous lui donnerons pendant deux ou trois jours, s'il le faut, du lait de vache préparé comme nous l'indiquerons en parlant de l'allaitement artificiel. Ne craignez pas davantage le changement de lait, ce sont là des préjugés dont il faut se libérer, plutôt que de subir les exigences d'une femme qui prétend faire la loi chez nous. Une nourrice doit donc être d'une obéissance absolue, sinon c'est nous qui en pâtirons, et notre enfant encore davantage.

L'orgueil d'une nourrice est d'avoir un beau bébé ; ce désir est tout à fait légitime, mais dans son ignorance elle croit qu'un bébé, pour être beau, doit être très gros ; dans ce but, elle lui donne à boire le plus possible, le met à chaque instant au sein, se moque des avertissements que nous lui donnons, fait de la suralimentation à outrance. Le résultat obtenu est que le nourrisson devient en effet très gros. Cet embonpoint ne renferme que de la graisse, pas de muscles, ce qui en fait un enfant très peu résistant, qui, si nous n'y mettons ordre, sera bientôt emporté par la diarrhée ou une autre maladie quelconque, contre laquelle il ne pourra réagir.

Exigeons donc de notre nourrice une obéissance complète. Il faut aussi qu'elle travaille, qu'elle s'occupe : une nourrice qui ne fait rien prend de l'embonpoint, et son lait s'en va ; du reste, n'aurait-elle pas travaillé si elle était restée dans son pays? Les femmes de la campagne cessent-elles de se livrer aux travaux des champs pendant qu'elles allaitent leurs enfants?

Il faut aussi que notre nourrice sorte tous les jours au grand air et fasse une promenade à pied ; s'il fait beau, elle sortira avec son nourrisson.

Nous veillerons à ce qu'elle soit d'une propreté irréprochable. Beaucoup de femmes n'ont que des notions très rudimentaires de l'hygiène corporelle. Nous lui ferons prendre un bain toutes les semaines et l'obligerons à changer de linge souvent. Une nourrice qui n'est pas propre pour elle, ne l'est pas davantage pour le bébé qu'elle allaite.

Il est bien entendu aussi que tout ce que nous avons dit (p. 42) au sujet des soins à donner aux seins de la maman est applicable à la nourrice.

La femme qui allaite doit avoir une vie calme et

tranquille; les nerveuses sont de mauvaises nourrices; il en est de même de celles qui ont un caractère acariâtre, qui se mettent facilement en colère. Les émotions morales violentes ont une mauvaise influence sur le lait; l'analyse chimique ne trouve aucun changement dans sa composition, mais l'enfant en ressent cependant vivement les conséquences.

Alimentation de la nourrice.

En principe, la femme qui allaite peut manger de tout, mais elle ne doit pas faire d'écart, ni dans un sens ni dans l'autre; sa nourriture sera, suivant la formule, saine et abondante. Elle se composera de viande fraîche, rôtie le plus souvent, mais au repas de midi seulement, rarement le soir; les légumes, frais ou secs, les purées de toutes sortes, seront recommandés; les fruits seront cuits le plus souvent.

Comme boisson, l'eau et le lait seront pris à volonté, le vin en très petite quantité et très étendu d'eau; la bière, vantée pour accroître la sécrétion lactée, n'agit que par la grande quantité d'eau qu'elle permet d'absorber : nous la choisirons non alcoolisée. Le cidre est permis au même titre que le vin. L'alcool, sous toutes ses formes, sera rigoureusement défendu ; il passe facilement dans le lait et est absorbé par l'enfant.

Nous avons vu un bébé avoir des convulsions parce que sa nourrice, soi-disant pour se fortifier, prenait à chaque repas un petit verre de bon quinquina; l'enfant guérit dès qu'elle eut supprimé le petit verre habituel.

La nourrice veillera aussi attentivement à ce que son intestin fonctionne bien ; c'est une des principales conditions de bonne santé pour elle, et par suite pour le bébé.

Médicaments.

Presque tous les médicaments pris par la nourrice passent dans son lait, et de là dans l'organisme de l'enfant. Avant de prendre un médicament quelconque elle devra donc consulter le médecin, qui lui dira si ce médicament est nuisible on non pour le bébé.

CHAPITRE III

ALLAITEMENT MIXTE

L'allaitement au sein devra être continué le plus longtemps possible, mais le temps pendant lequel la mère peut nourrir seule est extrêmement variable.

Sur 100 femmes, 75 peuvent nourrir seules pendant six mois; puis ce nombre décroît à mesure que l'enfant grandit, et il y en a très peu qui puissent nourrir exclusivement au sein leur bébé pendant plus d'un an. Mais il ne faut pas oublier que c'est au cours des premiers mois que la vie du nouveau-né est le plus fragile, et que lorsqu'il a atteint six mois on peut presque déjà le considérer comme sauvé.

Il n'est pas moins vrai que si une femme n'a plus assez de lait pour nourrir seule, il ne faut pas pour cela priver l'enfant du sein maternel; il faut qu'il continue à y puiser tout ce qu'il pourra; nous lui donnerons ce qui lui manque sous forme d'un lait étranger, et nous ferons, comme on dit, de l'allaitement mixte.

§ 1. — LA MÈRE N'A PAS ASSEZ DE LAIT POUR NOURRIR SEULE SON ENFANT, IL FAUT L'AIDER : QUEL LAIT ALLONS-NOUS LUI DONNER, ET COMMENT ALLONS-NOUS LE DONNER ?

C'est le lait d'ânesse qui, par sa composition, se rapproche le plus de celui de la femme; mais il est très difficile de s'en procurer, et il coûte fort cher : nous devons donc l'abandonner.

Le lait de vache existe au contraire en abondance et à bon marché. Sa composition s'éloigne un peu de celle du lait de femme; il sera plus difficile à digérer, mais en pratique c'est encore lui qui nous donnera les meilleurs résultats.

Quant au lait de chèvre, il est encore moins facile à digérer que le lait de vache; nous ne l'emploierons donc pas.

Nous avons déjà dit que tout ce qui devait servir aux soins du nouveau-né devait être extrêmement propre; ceci est encore bien plus important quand il s'agit de son alimentation.

Le lait maternel, qui coule directement du sein dans la bouche de l'enfant, ne peut se contaminer, mais il n'en est pas de même du lait de vache. Le mieux serait évidemment que notre bébé pût téter directement le pis de l'animal; or ce n'est pas possible. Nous serions même satisfaits si ce lait, trait dans un verre bien propre, était absorbé immédiatement par lui, et cela pour deux raisons : d'abord parce que le lait serait pur et n'aurait pas le temps d'être souillé, puis, parce qu'il serait cru, et le nouveau-né digère bien mieux le lait cru que le lait bouilli; mais là encore nous nous heurtons à des difficultés d'ordre matériel insurmontables, car il n'est pas possible de traire une vache toutes les deux heures, et surtout la nuit. Il faut donc nous y prendre autrement et utiliser le lait qu'on nous apporte une ou deux fois seulement dans la journée.

Ce lait vient quelquefois de très loin, il a subi beaucoup de manipulations, a été transvasé souvent, la plupart du temps sans précaution, et alors qu'est-il arrivé?

Le lait est un liquide qui fermente très aisément et dans lequel les infiniment petits, les microbes, se développent avec une extrême facilité, si bien que lorsqu'il nous arrive, il est tellement contaminé que si nous le laissions boire tel qu'il est à notre bébé, nous lui ferions courir les plus grands dangers, nous risquerions de l'empoisonner.

Il faut donc, pour rendre le lait utilisable, que nous lui fassions subir une opération qui a pour but de tuer tous ces microbes; nous allons pour cela le soumettre à l'action de la chaleur, car la chaleur tue tous les germes.

Vous me direz qu'il suffit de le faire bouillir, c'est vrai, mais il faut le faire comme nous allons l'indiquer.

Si nous faisons bouillir le lait dans une casserole dès son arrivée, nous allons tuer tous les microbes, nous allons le rendre propre à l'alimentation de notre bébé, mais ce lait, nous ne pouvons le soustraire pendant longtemps au contact de l'air; il est pur quand il vient d'être bouilli, mais une heure après il ne l'est plus; les poussières qui sont dans l'air, que nous ne voyons pas, mais qui s'y trouvent cependant, l'ont déjà souillé de nouveau, si bien que, pour avoir du lait non dangereux, il faudrait le faire bouillir au moment de chaque tétée.

Rien ne serait plus incommode. Heureusement que nous pouvons faire mieux.

ait stérilisé.

Nous allons prendre de petites bouteilles spéciales pour cet usage ; nous en prendrons autant que nous aurons de tétées dans les 24 heures ; nous allons mettre dans chaque bouteille la quantité de lait nécessaire pour une tétée, et nous les ferons bouillir toutes ensemble. Ces bouteilles, bien bouchées, mettront notre lait complètement à l'abri de l'air, il ne pourra plus se contaminer.

Est-ce l'heure de la tétée : nous débouchons une bouteille et nous faisons boire notre bébé; à la tétée suivante, nous prenons une autre bouteille, et ainsi de suite. Comme cela notre nouveau-né a toujours du bon lait à sa disposition.

Voilà le principe que nous allons suivre, voici comment nous le mettrons en pratique.

Les bouteilles dont nous nous servons sont graduées et peuvent contenir environ 150 grammes.

Après les avoir bien nettoyées, bien lavées d'abord à l'eau chaude contenant quelques cristaux de carbonate de soude, puis à l'eau bouillie pure, nous les laissons égoutter, et nous y versons la quantité de lait nécessaire à chaque tétée; nous les fermons ensuite avec un bouchon spécial, et nous les plaçons à côté les unes des autres dans une marmite dans laquelle nous versons de l'eau ordinaire jusqu'à une hauteur égale à celle du lait dans les bouteilles, et nous la mettons sur le feu. Au bout d'un certain temps l'eau commence à bouillir;

nous la laissons bouillir pendant 45 minutes au moins. Le lait bout en même temps, et le bouchon de la bouteille est fait de telle sorte que la vapeur peut sortir, mais que l'air ne peut rentrer. Au bout de 45 minutes nous retirons la marmite du feu et nous laissons refroidir le tout. Notre lait est prêt pour toute la journée, il est stérilisé, et l'appareil qui vient de nous servir s'appelle un stérilisateur (fig. 12).

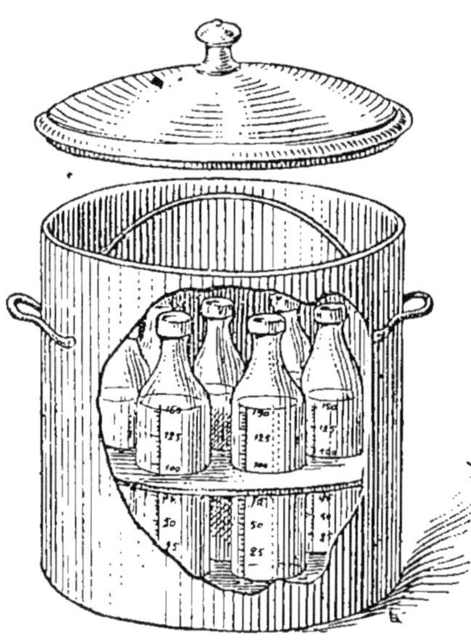

Fig. 12. — Stérilisateur.

Au moment de la tétée, nous prenons une bouteille, nous la débouchons et nous coiffons le goulot avec la tétine. Il y a de nombreux modèles de tétines, mais la seule dont nous nous servons est celle qui peut se nettoyer facilement; elle a la forme d'un doigt de gant, et comme lui elle peut être retournée complètement, ce qui nous permet de la rendre propre à l'intérieur aussi bien qu'à l'extérieur (fig. 13).

Nous la ferons bouillir tous les jours; après chaque tétée elle sera lavée, nettoyée soigneusement, et dans l'intervalle nous la laisserons tremper dans l'eau bouillie. On voit qu'en opérant ainsi nous éviterons le transvasement de notre lait, il va couler directement de la bouteille stérilisée dans la bouche de l'enfant, nous supprimerons ainsi toute contamination possible.

Jamais nous n'emploierons le biberon à tube : il est impossible de le tenir propre, et pour cette raison il a occasionné la mort d'un grand nombre de petits enfants; aussi on ne le rencontre plus guère, et nous n'en parlons que pour le rejeter énergiquement.

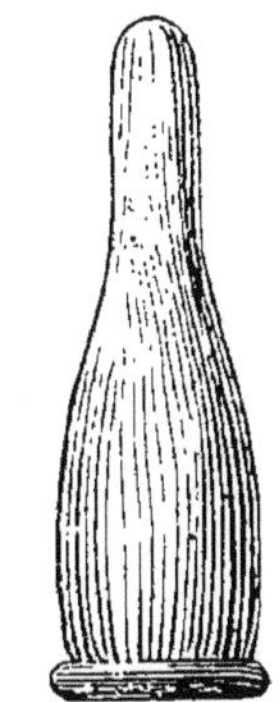

Fig. 13.
Téline.

§ 2. — COMMENT DONNER LE LAIT STÉRILISÉ

Nous avons à notre disposition du lait stérilisé : comment allons-nous le donner?

La façon de procéder dépend du résultat que nous voulons obtenir.

Allaitement mixte aussitôt après la naissance.

Si nous sommes au début de l'allaitement au sein, ou même dans les premiers mois, tous nos efforts devront tendre à obtenir que la mère nourrisse seule; nous ferons de l'allaitement mixte temporaire, tendant vers l'allaitement maternel exclusif.

Dans ce cas, voici ce que nous ferons.

La mère de notre bébé n'a pas assez de lait; la balance nous a montré qu'il n'augmentait pas dans les proportions voulues; en pesant les tétées, nous avons vu que les seins étaient insuffisants, il faut que nous venions en aide à la maman.

Nous continuerons à mettre l'enfant au sein régulièrement comme par le passé; il y prendra tout ce qu'il pourra, et alors, mais alors seulement, nous compléterons chaque tétée insuffisante avec du lait stérilisé.

Nous nous garderons bien de supprimer une tétée pour la remplacer tout entière par du lait de vache; nous éviterons avec autant de soin de donner ce lait avant de mettre l'enfant au sein; il faut, il est nécessaire que le lait stérilisé ne soit donné que pour remplacer celui que le nouveau-né n'a pu trouver dans le sein de sa mère. Nous trouverons à cette manière de faire encore un autre avantage : c'est que le lait stérilisé ainsi mélangé au lait de femme, dans l'estomac de l'enfant, sera beaucoup mieux digéré par ce dernier que s'il était donné seul.

Nous éviterons de le donner froid; un peu avant l'heure de la tétée, nous mettrons la bouteille tiédir dans l'eau chaude, afin qu'elle prenne une température à peu près égale à celle du lait maternel, 37° environ.

Cela fait, nous prenons le bébé dans les bras et nous approchons de ses lèvres la bouteille coiffée de sa tétine; l'extrémité pénètre dans sa bouche; nous élevons un peu le fond de la bouteille, le lait coule, et l'enfant tète. Nous éviterons de le laisser boire trop vite, de temps en temps nous retirerons la bouteille pour le laisser reposer.

Quand, en lisant sur la graduation de la bouteille, nous voyons que notre bébé a pris la quantité de lait qui lui était nécessaire, nous le recouchons bien doucement dans son berceau, non sur le dos, mais sur le côté, comme nous l'avons dit (p. 43).

Il reste souvent du lait dans la bouteille, l'enfant n'a pas tout bu, car pour être certain d'en avoir mis assez, nous en avons mis trop. Prenons un exemple. Nous avons vu sur le tableau de la page 52 que, d'après son poids et d'après les renseignements qui nous ont été fournis par la balance, notre bébé doit prendre, par exemple, 80 grammes de lait à chaque tétée. Mais la maman n'en fournit pas assez; elle donnera 50 ou 60 grammes le matin, 30 ou 40 dans l'après-midi. Nous devons donc compléter avec 30 ou 20 grammes de lait stérilisé le matin, et 50 ou 40 dans l'après-midi.

Mais le matin, au moment de faire stériliser notre lait, nous ne savons pas encore les quantités qu'il nous faudra dans la journée; aussi, pour être sûr d'en avoir assez, nous mettrons, dans le cas présent, 50 grammes dans toutes nos bouteilles.

Si nous n'en donnons que 30 à une tétée, il en restera 20 dans la bouteille; que ferons-nous de ce lait?

Il faut le jeter : jamais on ne doit conserver un reste de bouteille; c'est un lait suspect, nous ne l'emploierons pas pour notre bébé.

L'allaitement mixte, ainsi pratiqué, donne les résultats suivants :

La mère, tétée régulièrement par son bébé, voit peu à peu le lait augmenter dans ses seins; le lait de vache est, par suite, donné en quantité de plus en plus faible, et après un laps de temps plus ou moins grand, elle finit par nourrir seule son enfant. L'allaitement mixte lui a permis de faire son devoir de mère, lui a évité les ennuis de prendre une nourrice ou les dangers d'un sevrage prématuré.

Allaitement mixte à la fin de l'allaitement au sein.

Lorsque la mère a allaité seule son enfant pendant longtemps, 8 mois ou un an, par exemple, elle voit diminuer son lait peu à peu.

D'un autre côté, son bébé est devenu fort, vigoureux ; il a besoin d'une nourriture plus substantielle que celle que lui donne le sein maternel ; c'est un enfant qu'il faudra sevrer bientôt.

Ici encore nous allons faire de l'allaitement mixte, mais nous ne donnerons plus le lait stérilisé de la même façon.

L'expérience de tous les jours nous aura appris à quelles tétées de la journée la maman a le moins de lait ; généralement c'est dans l'après-midi ou vers le soir qu'il est le moins abondant. Nous supprimerons totalement une de ces tétées, et nous la remplacerons par du lait stérilisé pur, c'est-à-dire non coupé d'eau.

Pendant quelques jours, nous continuerons ainsi, puis, l'enfant étant habitué à son nouveau régime, nous supprimerons une autre tétée, que nous remplacerons encore par une bouteille de lait de vache, ayant seulement soin de laisser une tétée au sein, entre les deux biberons ; nous surveillerons attentivement l'état de l'enfant, et si tout va bien, quelques jours après nous donnerons encore une autre bouteille, et ainsi de suite, en intercalant toujours autant que possible une tétée au sein et une au biberon.

En quinze jours ou trois semaines nous arriverons à donner autant de fois le sein que le biberon,
mais à partir de ce moment-là, le sein de la mère
va diminuer rapidement, et bientôt il faudra supprimer encore une tétée maternelle et donner un
biberon de plus.

C'est ainsi qu'en un mois ou six semaines nous
arriverons à supprimer complètement le sein; l'enfant ne prendra plus que du lait de vache, il sera
sevré.

Nous verrons bientôt, en étudiant l'allaitement
artificiel, quelles sont les quantités *de lait* qu'il faut
lui donner. La transition entre l'allaitement au sein
et le biberon ne va pas toujours sans quelques
difficultés.

Il arrive qu'après avoir donné deux ou trois biberons par jour, l'enfant digère mal, vomit quelquefois; alors on est obligé de revenir en arrière et
d'attendre que tout soit rentré dans l'ordre avant
d'augmenter de nouveau la quantité de lait de
vache.

Les garde-robes changent de couleur et de consistance; elles sont moins jaunes, prennent la teinte
du mastic de vitrier, elles ont une odeur forte, et
si l'enfant n'est pas changé souvent, si les selles
mélangées à l'urine fermentent tant soit peu, cette
odeur devient franchement celle de l'alcali. Elles
deviennent aussi plus dures et même font quelquefois place à la constipation. Il faut absolument
combattre cette dernière : l'enfant doit avoir au
moins une selle tous les jours, et, si besoin est, nous

la provoquerons par différents petits moyens. Nous pouvons d'abord administrer un petit lavement avec de l'eau bouillie; nous pouvons aussi mettre le soir, dans un biberon, une cuillerée à café de magnésie calcinée; le sirop de figues, de pommes reinettes, à la dose d'une cuillerée à café, donne aussi de bons résultats, mais il ne faut pas se servir toujours du même produit, il faut varier pour éviter l'accoutumance.

§ 3. — SEVRAGE

L'enfant est sevré quand il ne prend plus du tout le sein de sa mère.

Quand faut-il sevrer l'enfant? Le plus tard possible, entre un an et dix-huit mois, mais malheureusement on est quelquefois obligé de le faire plus tôt.

Il arrive, en effet, un moment où le nouveau-né ne trouve plus dans le sein maternel une quantité de lait suffisante; ce lait lui-même devient aussi moins nutritif, moins nourrissant, et ne suffit plus au développement de l'enfant.

Le meilleur moment pour pratiquer le sevrage est donc vers un an ou plus tard si c'est possible, mais encore faut-il que cette époque ne tombe pas dans la saison chaude.

Il ne faut jamais sevrer les enfants pendant les chaleurs.

Si donc notre bébé ne peut être sevré avant le mois de juin, nous continuerons l'allaitement mixte jusqu'en octobre.

Les mois de juin, juillet, août et septembre sont des mois funestes pour les bébés qui ne prennent que du lait de vache; tout le monde sait que c'est pendant l'été qu'il en meurt le plus, et que la mortalité sévit surtout chez ceux élevés au biberon. Cela tient à ce que, malgré toutes les précautions prises, le lait de vache s'altère rapidement.

Nous aurons bien soin de le stériliser dès son arrivée; mais quelquefois ce lait vient de loin, et si la température est élevée, la longueur du voyage suffit pour permettre aux microbes de pulluler et rendre ce lait impropre à la consommation des bébés.

Nous ne devons pas non plus sevrer un enfant au moment où il fera ses dents. A cette période, en effet, le bébé est souvent dérangé, il souffre quelquefois, a de temps en temps un peu de fièvre, et ce n'est pas alors qu'il faut changer son régime.

Faut-il, pour sevrer un enfant, qu'il ait un nombre de dents déterminé? Ce n'est pas nécessaire, il suffit qu'il ne se trouve pas en pleine éruption dentaire.

La mère a-t-elle quelques précautions à prendre pour elle-même au moment du sevrage? Si nous opérons comme nous l'avons indiqué, c'est-à-dire si nous habituons peu à peu l'enfant au lait de vache, ce changement de régime se fait sans incident, le lait diminue peu à peu dans le sein maternel, puis disparaît.

On a l'habitude de purger la mère au moment où elle supprime l'allaitement : on peut le faire si l'on veut, mais cela n'a aucune influence sur la sécrétion du lait.

Si on était obligé de terminer le sevrage un peu vite, avant que la sécrétion lactée ne soit tarie, on n'aurait qu'à mettre une couche de ouate sur les seins et les serrer fortement avec une bande de flanelle qui ferait deux ou trois fois le tour du corps.

C'est suffisant et parfaitement efficace, car les seins ainsi comprimés ne donnent plus de lait au bout de quelques jours seulement.

CHAPITRE IV

ALLAITEMENT ARTIFICIEL

Nous avons vu, en étudiant les difficultés de l'allaitement au sein, que quelques malheureuses mères ne pouvaient pas nourrir leur bébé ; nous avons vu aussi que quelques nouveau-nés ne pouvaient pas téter.

Pour ne pas laisser ces petits êtres mourir de faim, il a bien fallu rechercher pour eux un mode d'alimentation qui remplace, dans la mesure du possible, le sein maternel qui leur fait défaut. Il faut, chez eux, avoir recours à l'*allaitement artificiel*.

Avant d'aller plus loin, disons de suite que ce mode d'allaitement n'est qu'un *pis-aller ;* il faut vraiment ne pas pouvoir faire autrement pour l'employer, et ceci avec juste raison, car il est extrêmement dangereux.

Il est tellement dangereux qu'on a pu dire que, de tous les enfants qui meurent dans leurs premières années, presque la moitié sont des enfants élevés artificiellement. Ils succombent non seulement par suite des troubles digestifs occasionnés par du lait contaminé ou qu'ils ne digèrent pas, mais encore parce qu'ils sont beaucoup moins résistants que ceux qui sont élevés au sein.

Le danger est certainement moins grand si l'enfant a pu téter sa mère, ou même recevoir un allaitement mixte pendant les premiers mois de son existence, mais ce n'est qu'en désespoir de cause que nous nous résoudrons à élever un enfant artificiellement dès sa naissance.

C'est encore au lait de vache que nous aurons recours, mais en redoublant de précautions, si c'est possible. Malheureusement, s'il est assez bien toléré pur par l'estomac de l'enfant quand celui-ci atteint l'âge de six mois environ, il ne l'est plus du tout par un nouveau-né.

Le lait de vache contient trop d'une substance appelée caséine et qui sert à faire le fromage; puis, il ne contient pas assez de sucre.

Pour remédier à cet inconvénient, on coupe le lait avec de l'eau sucrée; il est alors moins lourd et plus aisément digéré par le nouveau-né.

On fait le mélange en mettant dans un grand verre gradué le lait nécessaire pour l'alimentation pendant 24 heures, on ajoute l'eau et le sucre.

Lorsque le sucre est dissous, on répartit le mélange dans les petites bouteilles du stérilisateur, chacune d'elles contenant la quantité nécessaire pour une tétée, et on fait stériliser comme nous l'avons dit.

Voyons maintenant quelles quantités nous devons donner dans l'allaitement au sein, les quantités absorbées par l'enfant étant exprimées en *grammes* par la balance.

Dans l'allaitement artificiel, nous nous servons

de bouteilles qui sont graduées en centimètres cubes; en pratique, la différence est très peu sensible; mais, pour être exacts, nous emploierons cette dénomination du centimètre cube.

§ 1er. — ALLAITEMENT ARTIFICIEL PENDANT LES DIX PREMIERS JOURS POUR UN ENFANT MOYEN PESANT TROIS KILOGR.

		LAIT	EAU	SUCRE
Le premier jour :		Rien.	Rien.	Rien.
2^e	—	120 cmc.	120 cmc.	20 grammes.
3^e	—	140 —	140 —	24 —
4^e	—	150 —	150 —	27 —
5^e	—	170 —	170 —	30 —
6^e	—	185 —	185 —	32 —
7^e	—	200 —	200 —	35 —
8^e	—	220 —	220 —	38 —
9^e	—	235 —	235 —	41 —
10^e	—	250 —	250 —	44 —

Ainsi, par exemple, le cinquième jour après la naissance, nous mettons dans un vase gradué 170 cmc. de lait, autant d'eau et 30 grammes de sucre; nous agitons pour faire dissoudre le sucre et opérer le mélange, puis nous répartissons le tout dans nos dix petites bouteilles, puisque nous avons dix tétées par 24 heures, en ayant soin que le liquide soit à la même hauteur dans toutes les bouteilles; nous bouchons et nous faisons stériliser.

§ 2. — ALLAITEMENT APRÈS LE DIXIÈME JOUR

Après le dixième jour, nous continuerons à couper le lait avec de l'eau sucrée, et cela tant que l'enfant ne pèsera pas 6 kilogr. environ; mais la quantité d'eau que nous ajouterons ira en diminuant progressivement, de même que le sucre.

C'est ainsi que :

A un enfant de		LAIT	EAU	SUCRE
3 kg.	nous donnerons en 24 h.	260 cmc.	260 cmc.	45 gr.
4 —	— —	410 —	200 —	30 —
5 —	— —	560 —	100 —	15 —
6 —	— —	700 —	Lait pur.	
7 —	— —	770 —		
8 —	— —	830 —		
9 —	— —	900 —		
10 —	— —	960 —		
11 —	— —	1.020 —		
12 —	— —	1.080 —		

Ces chiffres, comme ceux que nous avons donnés pour l'allaitement au sein, n'ont rien d'absolu; ce sont des chiffres théoriques, mais qui diffèrent peu de ceux que nous observons dans la pratique; ils devront toujours être contrôlés par la balance, qui nous dira si l'enfant augmente bien, et par l'examen des selles, qui nous indiquera s'il digère convenablement.

Nous aurons à les augmenter ou à les diminuer suivant les cas; ainsi, en hiver, ils seront quelquefois un peu faibles, car l'enfant, pour lutter contre le froid, a besoin d'être alimenté un peu plus; par contre, en été, ils seront trop élevés, et il faudra les diminuer un peu. Ainsi, il n'est pas rare d'observer le fait suivant. Un enfant reçoit, au début de l'été, une certaine quantité de lait; pendant toute la période des chaleurs, il continue à augmenter de poids, sans qu'on soit obligé de lui en donner davantage ; mais sitôt les premiers froids arrivés, brusquement il faut augmenter sa ration, parfois de beaucoup, sinon son poids diminue.

Dans tous les cas, les rations indiquées peuvent être données avec confiance, elles n'occasionnent jamais d'accidents.

§ 3. — ALIMENTATION PENDANT LA SECONDE ANNÉE

Le nouveau-né, qui a été nourri d'abord par sa mère, puis mis à l'allaitement mixte et finalement au lait de vache pur, se trouve, après le sevrage, dans le même état que celui qui a été élevé artificiellement dans de bonnes conditions, c'est-à-dire qui a traversé sans accidents la période dangereuse des premiers mois.

Tous deux arrivent à peser 9 kilogr. à un an, 11 à 12 kilogr. à la fin de la deuxième année.

Pendant toute la durée de cette seconde année de l'existence, la base de l'alimentation est toujours le lait ; mais si l'enfant prend beaucoup d'exercice, sa ration de lait n'est pas toujours suffisante ; il est même bon, dès l'âge de quinze à dix-huit mois, de commencer à lui donner une nourriture un peu plus substantielle et de lui faire prendre quelques bouillies.

Ces bouillies sont préparées avec du lait et de la farine.

On délaye une cuillerée à café de farine dans une petite quantité d'eau; quand la farine est bien délayée, on ajoute peu à peu et en remuant toujours 100 à 150 grammes de lait froid, on place sur le feu en agitant sans cesse, jusqu'à l'ébullition, on laisse cuire pendant dix minutes environ, et la bouillie est prête. On la fait prendre à l'enfant à l'aide d'une petite cuiller.

Plus tard, on pourra donner une seconde bouillie, préparée de la même manière, puis, plus tard encore, une troisième; on les espacera le plus possible; on en donnera, par exemple, une le matin, une à midi, la troisième le soir.

Toutes les farines sont bonnes pour préparer la bouillie; elles ont à peu près toutes la même valeur nutritive. On variera de temps à autre, on choisira celle que l'enfant préfère, celle qui lui réussit le mieux.

Toutefois, s'il a des tendances à la constipation, on emploiera la farine d'orge; si, au contraire, les selles sont un peu liquides, on recommandera l'arrow-root, le sagou.

Vers la fin de la deuxième année, on pourra remplacer une bouillie par un peu de purée de pommes de terre, un tapioca léger, un gâteau trempé dans une tasse de lait.

Jamais nous ne donnerons d'œufs aux enfants; il est trop difficile de les avoir frais, et, même récemment pondus, ils ne sont pas sans danger. Un œuf qui n'est pas frais peut occasionner de la diarrhée, des vomissements, une infection intestinale tellement grave que le bébé le plus robuste peut mourir en 24 heures.

Autrefois on en donnait beaucoup, et l'œuf passait pour un aliment de premier ordre. C'est exact au point de vue nutritif, mais il est trop dangereux, et nous en défendons énergiquement l'usage.

Voilà quelle sera l'alimentation de l'enfant pendant ses deux premières années. Si nous suivons bien tous les conseils indiqués, si nous ne commettons aucune faute, notre bébé s'élèvera pour ainsi dire tout seul, il sera fort et vigoureux et pourra, par la suite, lutter avec succès contre toutes les maladies de la seconde enfance.

TABLEAU RÉCAPITULATIF INDIQUANT, D'APRÈS LE POIDS DE
L'ENFANT, LE NOMBRE DE GRAMMES DONT IL DOIT AUGMEN-
TER CHAQUE JOUR, ET LES QUANTITÉS DE LAIT QU'IL DOIT
PRENDRE EN 24 HEURES, SUIVANT QU'IL EST ÉLEVÉ AU
SEIN OU A L'ALLAITEMENT ARTIFICIEL.

| POIDS en kilogr. | GAIN journalier de poids en grammes. | ALLAITEMENT | |
| | | AU SEIN | ARTIFICIEL |
		RATION théorique en lait de femme (en grammes).	RATION THÉORIQUE en lait de vache (en centimètres cubes)
3^{kg}	27^{gr}	550^{gr}	260 cc. lait; 260 cc. eau; 45 gr. sucre.
4^{kg}	23^{gr}	640^{gr}	410 — 200 — 30 —
5^{kg}	20^{gr}	740^{gr}	560 — 100 — 15 —
6^{kg}	17^{gr}	830^{gr}	700 cc. lait pur.
7^{kg}	14^{gr}	920^{gr}	770 — —
8^{kg}	11^{gr}	1.000^{gr}	830 — —
9^{kg}	9^{gr}	1.070^{gr}	900 — —
10^{kg}	7^{gr}	1.140^{gr}	960 — —
11^{kg}	5^{gr}	1.220^{gr}	1.020 — —
12^{kg}	4^{gr}	1.300^{gr}	1.080 — —

CHAPITRE V

ENFANTS ATTEINTS DE FAIBLESSE CONGÉNITALE

Les enfants nés en état de faiblesse congénitale ou enfants débiles sont des nouveau-nés qui viennent au monde avant terme, et dont les organes n'ont pas encore atteint leur complet développement : leur poids, au lieu d'être de 3.000 à 3.500 grammes, chiffre normal, n'est que de 2.500, 2.000, 1.500 grammes et parfois même moins. Leur aspect extérieur diffère absolument de celui des enfants nés à terme. La peau, fine, est d'un rouge vif; elle laisse voir, par transparence, les vaisseaux sanguins superficiels. Leur cri est faible, plaintif comme le miaulement d'un jeune chat; leurs mouvements sont très lents, rares; c'est à peine si de temps en temps ils remuent un membre. Souvent ils n'ont pas la force de téter; c'est même avec peine qu'ils peuvent avaler quelques gouttes de lait qu'on leur fait couler dans la bouche.

Le cœur est l'organe qui fonctionne le mieux; on le voit battre et soulever la paroi thoracique. Quant à leur respiration, elle est si faible que, dans certains cas, à moins d'avoir une grande habitude, l'on pourrait croire que ces enfants ont cessé de vivre.

Ces petits êtres sont d'une fragilité extrême, et ils succombent en grand nombre s'ils ne sont pas, dès leur naissance, l'objet de soins éclairés et d'une sollicitude de tous les instants.

Cependant, dans l'état actuel de nos connaissances, on arrive aujourd'hui à les sauver et à les élever presque aussi bien que ceux qui sont nés à terme.

Quelles précautions spéciales doit-on prendre pour cela?

1° D'abord éviter le refroidissement du débile;

2° Régler son alimentation;

3° Le mettre à l'abri des maladies contagieuses.

§ 1er. — REFROIDISSEMENT

Aussitôt après la naissance, la température de l'enfant débile, qui était la même que celle de sa mère, tombe très rapidement.

Qu'observe-t-on chez ces enfants ainsi refroidis? Souvent, lorsque l'abaissement de température a été considérable, ils meurent rapidement. Dans d'autres cas, on observe du sclérème, de la cyanose.

Sclérème.

Cette affection, fréquente avant l'établissement des couveuses, ne se voit plus guère aujourd'hui dans les maternités. On ne la rencontre que dans les cas où les enfants se sont refroidis assez longtemps.

C'est pendant la première quinzaine, surtout

pendant les huit premiers jours de la vie, que le sclérème apparaît.

Il débute d'abord par les membres inférieurs, pour remonter peu à peu et envahir dans certains cas le corps entier : il est alors généralisé.

Les régions ne sont pas tuméfiées; au contraire, la peau froide se tend, devient unie, perd sa souplesse; on ne peut y faire un pli, elle fait corps avec les parties sous-jacentes, qui paraissent congelées; elle est immobilisée.

Cette rigidité de la peau enlève toute mobilité aux articulations, et, quand elle atteint la face, elle détermine une dureté des joues telle que l'enfant ne peut téter.

Dans le cas de sclérème généralisé, l'enfant est tellement raide qu'on le croirait en état de rigidité cadavérique.

Cyanose.

Dans d'autres cas, soit que l'action du froid n'ait pas eu le temps de se manifester d'une façon aussi intense que dans le sclérème, soit que l'abaissement de température soit moindre, les enfants sont seulement atteints de cyanose; le pronostic est un peu moins grave.

Le refroidissement est la cause la plus fréquente de la cyanose, mais il en est une autre, comme nous le verrons plus loin : c'est le défaut ou l'insuffisance d'alimentation.

L'enfant est froid, violet, surtout autour de la bouche; il crie mal et pousse seulement de temps en temps un vagissement plaintif; la respiration est faible, les mouvements de la cage thoracique à peine visibles; le pouls est lent et peut tomber à 50 pulsations à la minute.

Si l'enfant n'est pas réchauffé, la température baisse de plus en plus, et il succombe.

Que faut-il donc faire lorsqu'un de ces enfants s'est ainsi refroidi? Il faut le réchauffer. Les bains, la couveuse, les frictions et le massage doivent être concurremment employés; les résultats seront souvent médiocres, car, quoi qu'on fasse, il est très rare qu'on puisse sauver un enfant dont la température s'est abaissée. On arrive parfois à le faire vivre quelques heures, plus rarement quelques jours, mais il finit par succomber.

Cependant il ne faut pas se décourager, et les quelques succès obtenus doivent inciter à lutter jusqu'au bout.

Lorsqu'un enfant est refroidi, il faut se hâter de le réchauffer, et, pour cela, le placer dans un bain dont la température est d'environ un degré supérieure à la sienne. Peu à peu on élève la température du bain jusqu'à 38° et on y laisse l'enfant pendant 15 à 20 minutes. Sa température rectale s'élève peu à peu et atteint 37°,3 et 37°,5. On le retire du bain, on le frictionne avec de l'alcool, on masse ses muscles et on le place en couveuse. On reprend sa température souvent, et sitôt qu'elle s'abaisse, on donne un nouveau bain, car il est rare qu'un seul suffise à ramener définitivement la température rectale de l'enfant à la normale. Il faut parfois trois ou quatre bains dans les 24 heures.

Mais si dans certains cas on peut réussir à sauver quelques enfants dont la température s'est ainsi abaissée, il est bien préférable de les empêcher de se refroidir, et pour cela c'est à la couveuse qu'il faut avoir recours.

Couveuse.

La couveuse se compose d'une caisse de verre

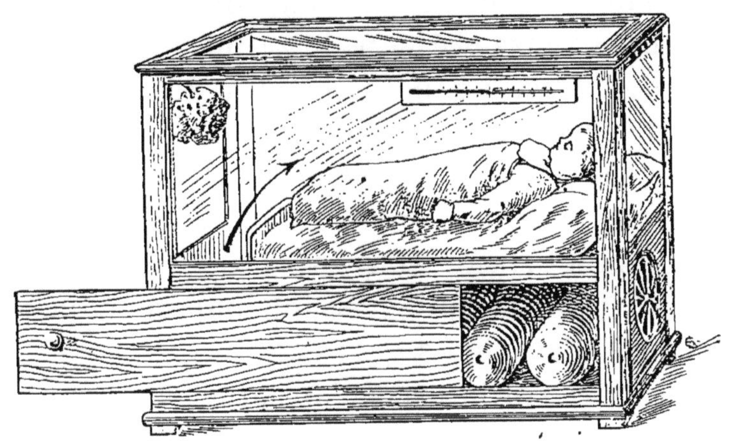

Fig. 14. — Couveuse.

et de fer, ou plus simplement de verre et de bois (fig. 14). Elle mesure 65 cm. de long, 35 de large et 50 de haut. Elle est divisée en deux étages par une lame de verre située à 20 cm. au-dessus du fond, mais n'occupant pas toute la longueur de la caisse. Elle s'arrête à 10 cm. de l'une des extrémités. Le compartiment inférieur est destiné à recevoir les boules d'eau chaude qui permettront d'amener l'air de l'intérieur à la température voulue. Il est fermé sur une de ses faces longitudinales par une porte à glissière permettant l'entrée et la sortie des boules. La prise d'air se trouve

9

sur l'un des petits côtés de la caisse. Le compartiment supérieur, dont les quatre côtés et le couvercle sont en verre, reçoit l'enfant. Des trous pratiqués à la partie supérieure, du même côté que la prise d'air, assurent la sortie de celui qui a traversé la couveuse. Ce compartiment contient aussi un thermomètre, lequel doit être placé à côté de l'enfant, et non au voisinage des boules.

Cette couveuse présente de grands avantages; elle est simple, facile à nettoyer et à désinfecter; elle est d'un prix peu élevé, facilement transportable, et enfin ses parois de verre permettent une surveillance constante de l'enfant. Ceci est d'une importance capitale, car souvent les débiles ont des accès de cyanose qui, passant inaperçus, peuvent être cause d'accidents graves.

L'air entre par la prise d'air située dans le bas de la couveuse, s'échauffe en passant sur les boules, monte à l'étage supérieur où se trouve l'enfant, et s'échappe au dehors.

Pour compléter l'aménagement de cette couveuse, on peut placer à l'intérieur un thermomètre avertisseur, qui met en branle une sonnerie dès que la température dépasse le minimum ou le maximum que l'on veut avoir. Ajoutons enfin que cette couveuse est très facile à fabriquer au moment même où l'on en a besoin, ce qui n'est pas à négliger lorsqu'on se trouve loin d'une grande ville.

Température de la couveuse.

Autrefois on chauffait les couveuses à 30 et même à 32°, mais on a reconnu que cette température était trop élevée; les enfants transpiraient souvent et risquaient par suite de se refroidir plus facilement.

Aussi ne laisse-t-on plus la température des couveuses dépasser 25 ou 26°, sauf dans certains cas fort rares et pour les enfants très petits.

Lorsque le débile augmente de poids et atteint 2.200, 2.300 grammes, on laisse la température de la couveuse baisser peu à peu jusqu'à 23°, 22° et 20°, puis on ne la réchauffe plus que la nuit, et lorsque l'enfant a atteint le poids de 2.400 à 2.500 grammes, on peut le sortir sans danger.

Il faut habiller ces enfants; il est inutile de les emmailloter complètement, mais il faut cependant les vêtir assez pour éviter une perte de chaleur et aussi pour les garantir du froid, dans le cas où la température viendrait à baisser dans la couveuse par suite d'une négligence.

D'autres procédés doivent être employés comme adjuvant à la couveuse : ce sont les bains, les massages, les frictions.

Bains. Frictions. Massage.

Les bains, les frictions, le massage, agissent comme stimulants de la circulation et facilitent les fonctions de la peau.

On donne le bain deux fois par jour et à une température d'environ 37°; sa durée est de 10 minutes environ.

On place le bébé dans une baignoire bien propre, flambée au besoin, surtout si elle a déjà servi, et qui contient la quantité d'eau suffisante, environ vingt litres, dans une baignoire ordinaire pour enfant. Afin de rendre l'action du bain plus efficace, on ajoute à l'eau soit un litre de vin aromatique, soit une forte poignée de farine de moutarde. Aussitôt sa sortie du bain, l'enfant est enveloppé dans un lange chaud et placé sur les genoux devant un feu de bois très clair; là on le frictionne soit avec de l'alcool à 90°, soit avec de l'eau de Cologne, en le plaçant sur le ventre et frottant avec la paume de la main le dos et les côtés, en évitant de toucher à son abdomen, à cause de la facilité très grande avec laquelle pourraient se produire des lésions des organes internes, surtout du foie.

Il est ensuite vivement habillé et placé dans sa couveuse, à moins qu'il ne soit l'heure de le mettre au sein, auquel cas on le fait boire auparavant. Souvent même il est bon de choisir comme heure du bain celle de la tétée, car il est certain que l'enfant qui vient d'être baigné et frictionné tète mieux; ceci est tellement vrai que chez ceux qui sont paresseux, qui tètent mal, on est souvent obligé de les baigner et de les frictionner auparavant.

Si l'enfant a besoin de massage, ce qu'on doit faire surtout dans le cas de sclérème, on le pratique immédiatement après la friction; la main, enduite d'un corps gras, masse les membres en partant des extrémités. Frictions et massages ne doivent durer que quelques minutes.

Autres causes de refroidissement.

A côté du refroidissement dû à la débilité congénitale et qu'on traite comme nous venons de le dire, il existe encore d'autres causes d'ordre plutôt social qu'on doit s'efforcer d'éviter, car il est bien certain que si nous avons la couveuse pour empêcher l'enfant prématuré de perdre sa chaleur physiologique, nous devons, d'un autre côté et *à fortiori*, éviter de l'exposer directement à l'action du froid.

Autrefois on était obligé, lorsqu'un enfant venait de naître, de le porter à la mairie pour déclarer sa naissance ; on s'exposait ainsi, s'il était petit ou chétif, à le voir succomber. Aujourd'hui, à Paris, le médecin de l'état civil se rend lui-même à domicile pour constater la naissance et le sexe de l'enfant. En province, où les mairies sont parfois très éloignées, il suffit, pour faire la déclaration, de présenter un certificat du médecin ou de la sage-femme ayant assisté à l'accouchement.

Reste le baptême, et ici les chances de refroidissement sont encore considérables ; elles le sont d'autant plus que, l'enfant étant plus petit, on craint davantage de le voir succomber, et pour cela on tient à le faire baptiser au plus tôt. On le transporte alors dans une église qui souvent n'est pas chauffée, et on le déshabille, d'où refroidissement immédiat.

Mais déjà, en certains endroits, on a obtenu que le prêtre vienne baptiser l'enfant à domicile. Il est vraiment à souhaiter que cette mesure se généralise.

Toutes ces précautions sont nécessaires et doivent être rigoureusement prises.

§ 2. — ALIMENTATION

Le nouveau-né doit être élevé au sein par sa mère.

Ce principe, cette vérité si importante quand il s'agit d'enfants nés à terme, l'est encore bien davantage quand il s'agit d'enfants débiles, car, plus encore que les autres, ils ont besoin de soins et de sollicitude qu'ils ne peuvent trouver que chez la femme qui leur a donné le jour.

Plus encore que pour les enfants nés à terme, l'alimentation des débiles doit être bien dirigée et bien surveillée; chez eux, la moindre faute peut être cause d'accidents toujours graves et parfois mortels.

En effet, si on leur donne une quantité insuffisante de lait, ils ont de la cyanose et succombent; si on leur en donne trop, surviennent des troubles digestifs, de la diarrhée, des vomissements, qui peuvent aussi les emporter.

Quelle quantité de lait faut-il donc donner par jour aux enfants débiles?

Ce n'est que depuis quelques années, c'est-à-dire depuis les recherches du professeur Budin, qu'on est fixé à ce sujet. Il faut d'abord considérer l'âge et le poids des enfants.

Alimentation pendant les dix premiers jours.

Voici, sous forme de tableau, quelles sont les quantités de lait qu'on doit donner :

ENFANTS PESANT MOINS DE 1.800 GRAMMES

2e jour........	63 gr. de lait de femme.	
3e —	127	—
4e —	151	—
5e —	200	—
6e —	224	—
7e —	230	—
8e —	263	—
9e —	281	—
10e —	303	—

ENFANTS PESANT DE 1.800 A 2.200 GRAMMES

2e jour........	120 gr. de lait de femme.	
3e —	173	—
4e —	247	—
5e —	281	—
6e —	312	—
7e —	347	—
8e —	364	—
9e —	393	—
10e —	403	—

ENFANTS PESANT DE 2.200 A 2.500 GRAMMES

2e jour........	153 gr. de lait de femme.	
3e —	266	—
4e —	299	—
5e —	341	—
6e —	365	—
7e —	390	—
8e —	400	—
9e —	413	—
10e —	418	—

Ayant ainsi la quantité de lait que doit prendre l'enfant dans les 24 heures, on en déduit facilement celle qu'il doit prendre par tétée, sachant que le nombre des tétées est de dix en 24 heures; c'est-à-dire qu'on mettra l'enfant au sein, par exemple, à 7 heures du matin, puis à 9 heures, 11 heures, 1 heure du soir, 3 heures, 5 heures, 7 heures; la nuit, il tétera à 10 heures, à 1 heure et à 4 heures du matin.

Une remarque doit pourtant être faite au sujet des débiles dont le poids est très faible : bien que leur donnant très peu à la fois, ils vomissent quand même de temps en temps; on est alors obligé de diminuer la quantité de lait destinée à chaque tétée; il faut, par contre, augmenter le nombre de ces tétées, pour que le total du lait absorbé dans les 24 heures ne change pas; on leur donne alors plus souvent, toutes les heures et demie, par exemple.

Il faut aussi noter que plus l'enfant est petit, plus lent est son accroissement de poids. Ainsi pour les enfants de moins de 1.800 grammes, le poids de naissance n'est repris que vers le dixième jour, tandis que pour ceux pesant de 1.800 à 2.200 grammes, la courbe du poids se relève plus rapidement.

Alimentation après le dixième jour qui suit la naissance.

Le professeur Budin a donné dans ce cas une règle d'une grande simplicité : un enfant débile, c'est-à-dire ne pesant pas 2.500 grammes, arrivé au dixième jour de sa naissance, doit prendre dans les 24 heures une quantité de lait représentée par le cinquième de son poids total, quelquefois un peu plus. Pratiquement, on ne divise pas le poids de l'enfant par 5, on supprime simplement le dernier chiffre à droite du nombre indiquant ce poids (ce qui vaut une division par 10) et on double le résultat obtenu; ainsi un enfant pesant 2.340 grammes doit prendre par jour $234 \times 2 = 468$ grammes de lait, c'est-à-dire 45 à 50 grammes par tétée s'il est âgé de 10 jours ou plus.

Telles sont, en quelques mots, les quantités de lait que doivent absorber les enfants débiles; mais pour eux, comme pour ceux nés à terme, il faut toujours veiller avec soin aux renseignements donnés par la balance et examiner les garde-robes. Si l'enfant n'augmente pas ou même s'il diminue, et si ses garde-robes sont bien jaunes, de bonne consistance, c'est qu'il n'a pas assez de lait, ou que le lait qu'il absorbe est peu nourrissant. Si au contraire il augmente beaucoup et que ses garde-robes soient liquides, mal digérées, il prend trop, et on doit dans le premier cas augmenter, dans le second diminuer sa ration quotidienne.

Voyons maintenant comment on peut faire pour que l'enfant débile prenne la quantité de lait qui lui est nécessaire.

Nous avons dit qu'il devait être élevé au sein par sa mère; cela n'est pas toujours aussi simple qu'on peut le penser. Si la sécrétion lactée chez la mère est bien établie, si l'enfant tète bien et vigoureusement, les choses se passent facilement; mais il est loin d'en être toujours ainsi. Généralement, aussitôt après sa naissance, le débile est trop faible pour téter et faire monter le lait dans le sein de sa mère; aussi qu'arrive-t-il? La montée laiteuse ne se fait pas, ou, si elle a lieu, c'est d'une façon imparfaite, et bientôt elle disparaît.

Pour éviter cet accident, nous répéterons ce que nous avons déjà dit en parlant des difficultés de l'allaitement au sein (p. 53); mais ce qui était là une exception devient ici une règle absolue : il faut que la mère prenne une nourrice, mais une nourrice qui gardera son enfant, car celui-ci, déjà fort, sera mis au sein de la mère du débile au début de chaque tétée, il la tétera vigoureusement et fera ainsi monter le lait dans les seins de cette femme ; puis, comme il n'aura pas pris de cette façon la quantité qui lui est nécessaire, il achèvera sa tétée au sein de sa propre mère. Le débile, de son côté, sera mis au sein de la nourrice; il trouvera chez elle un lait abondant, coulant facilement, et qu'il pourra absorber sans effort. Mais la quantité prise au sein de la nourrice par le nouveau-né est minime et, comme nous l'avons vu, d'autant plus faible que l'enfant pèse moins ; aussi, si cette nourrice n'avait pour la téter que le débile, le lait disparaîtrait vite dans ses seins; heureusement qu'elle a conservé son enfant avec elle, et c'est celui-ci qui, en tétant sa mère, après avoir tété celle du débile, entretient chez cette nourrice la sécrétion lactée; il est, par ce fait, pour ainsi dire la sauvegarde du débile, puisque c'est lui qui, d'un côté, dispose la mère du nouveau-né à pouvoir nourrir son enfant, et, d'autre part, c'est encore lui qui, en tétant la nourrice, lui permet de conserver son lait.

Le résultat obtenu par ce moyen sera le suivant : c'est que la sécrétion lactée chez la mère du débile s'établira et sera entretenue par l'enfant de la nourrice; le débile lui-même, trouvant dans les seins de cette femme la quantité de lait dont il a besoin, se développera et augmentera de poids. On continuera ainsi pendant un certain temps, jusqu'à ce que le nouveau-né ait acquis assez de force pour téter lui-même sa mère et entretenir chez elle la montée laiteuse. Alors il pourra être élevé par sa mère seule, car elle aura du lait pour le nourrir, et on pourra donc remercier la nourrice; celle-ci, ayant conservé son lait et son enfant, se replacera facilement.

Malheureusement ce procédé n'est pas toujours à la portée de toutes les mères, et c'est le cas quand il s'agit de femmes du peuple qui ne peuvent subvenir aux frais d'une nourrice : comment faire alors?

Le médecin doit s'ingénier à trouver un moyen qui se rapproche autant que possible de celui que nous venons d'indiquer.

Le plus souvent, la mère du débile se fera aider par une voisine qui jouera ainsi le rôle d'une nourrice. Les femmes du peuple s'entr'aident volontiers, et bien souvent nous avons pu mettre en pratique ce procédé. Dans d'autres cas, la mère se tire elle-même du lait avec une téterelle d'un modèle spécial (fig. 11), et elle le fait ensuite boire à son enfant, soit directement à la téterelle, soit à la cuiller, soit au verre. D'autres se font téter par leur mari, et quand le lait est monté, elles le font couler peu à peu dans la bouche de leur enfant en exprimant leur sein entre le pouce et l'index, en un mot en se trayant.

Il y a aussi des enfants qui ne veulent pas ou qui ne peuvent pas téter; c'est ce qui arrive surtout chez les plus petits, ceux qui pèsent aux environs de 1.500 grammes. Il faut alors les gaver.

Gavage.

Pour cela la nourrice se trait, dans un verre gradué, la quantité de lait que l'enfant doit prendre au moment de téter; ensuite elle le verse dans la gaveuse.

Cet instrument se compose d'une sonde semblable à une sonde urétrale numéro 12 à 15, à laquelle est adapté un petit entonnoir en verre (fig. 15).

Pour mettre la gaveuse en place, on introduit l'index gauche jusque dans l'arrière-bouche de l'enfant; on ferme, avec la pulpe du doigt, l'entrée des voies aériennes, et on glisse la sonde, tenue de la main droite, le long de l'index gauche servant de conducteur; on l'enfonce jusque dans l'estomac, c'est-à-dire de 15 cm. environ. On pince alors l'extrémité de la sonde au-dessous de l'entonnoir de verre et on verse dans celui-ci le lait préparé dans le verre gradué; en supprimant la pression des doigts sur la sonde, le liquide descend par son propre poids jusque dans l'estomac : cela fait, on retire la sonde d'un mouvement un peu brusque, car, si on opère lentement, il peut se faire que l'enfant vomisse le lait qu'on vient de lui faire ingurgiter.

Si le débile, comme cela arrive assez fréquemment, est issu de parents atteints d'une maladie contagieuse, il ne peut être mis au sein d'une nourrice, et ici la gaveuse trouvera encore son emploi.

Il est enfin des enfants qui sont atteints de malformations qui les empêchent de faire des mouvements de succion ; la plus fréquente est le bec-de-lièvre. On arrive à les nourrir en mettant le lait qu'ils doivent prendre dans un biberon auquel on adapte une grosse tétine spéciale qui permet de l'introduire jusqu'au fond de la bouche. Cette tétine est en caoutchouc ordinaire, simple et facile à nettoyer (fig. 13). Dans l'intervalle des tétées elle trempe constamment dans un vase contenant de l'eau boriquée.

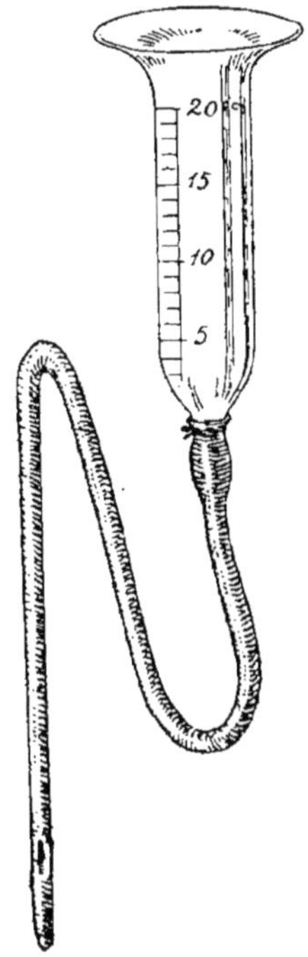

Considérations générales sur l'alimentation des débiles.

Les règles que nous venons de donner sur l'alimentation des débiles n'ont qu'une valeur relative ; elles s'appliquent à un enfant qui prend du lait normal et qui assimile bien.

Fig. 15. — Gaveuse.

Dans ce cas, le bébé a une garde-robe dans la journée, quelquefois deux, pas davantage. La matière est jaune d'or, bien moulée, de bonne consistance.

L'augmentation de poids journalière varie suivant le poids de l'enfant ; plus il est petit, plus l'ascension est lente, et plus l'accroissement par jour est faible.

Il faut bien dire qu'il doit en être ainsi, et que si chez un tout petit enfant on voulait avoir une ascension plus rapide, il faudrait lui donner plus de lait, et, dans ces conditions, il aurait très vite des troubles digestifs qu'il serait ensuite très difficile de faire disparaître.

Si, avec un lait normal, l'enfant n'assimile pas très bien, si dans ses garde-robes on voit des grumeaux blancs qui sont dus au lait mal digéré, on peut faire avec succès usage de la pepsine pour faciliter la digestion. On met quelques parcelles de pepsine en paillettes dans une cuillerée à café d'eau de Vichy et on la fait absorber à l'enfant avant la tétée. Sous l'influence de ce médicament on voit souvent la digestion s'opérer parfaitement et les selles redevenir normales.

Le lait de femme a la composition moyenne suivante :

Il contient, par litre :

    35 grammes de beurre ;
    75   —   de lactose ;
    13   —   de matières albuminoïdes ;
    2   —   de sels minéraux.

Mais il s'en faut que cette composition soit constante, et la matière nutritive, le beurre, s'y trouve parfois en plus ou moins grande quantité. Aussi dans l'alimentation du débile il faut, nous le répétons, tenir surtout compte de l'état du tube digestif, de la faculté d'assimilation de l'enfant.

Si le lait est trop chargé en beurre, il peut se faire que néanmoins l'enfant l'assimile bien et qu'il se développe quand même d'une façon normale; dans ce cas, les garde-robes restent bonnes; mais le plus souvent il ne peut digérer ce liquide trop gras, et des troubles digestifs surviennent.

Dans d'autres cas l'enfant, bien que prenant la quantité indiquée, n'augmente pas, et cependant ses garde-robes sont normales; il est probable qu'alors le lait est pauvre en matières grasses.

Pour remédier à cet état de choses, deux moyens sont à la disposition de la nourrice. Dans le premier cas, il lui suffira de diminuer la quantité de lait, puisqu'il est très riche; dans le second, au contraire, il faudra l'augmenter.

Ou bien encore, on peut se baser sur la différence qui existe dans sa composition suivant qu'on l'observe au commencement ou à la fin de la tétée.

Le premier lait est beaucoup moins chargé de beurre que celui de fin de tétée; si donc celui de la nourrice a une composition moyenne trop riche en matières grasses, elle fera téter le débile avant son enfant; c'est le contraire qui aura lieu si, d'une façon générale, son lait est pauvre en beurre.

Ces diverses connaissances étant acquises, on arrive très vite, en pratique, à régler l'alimentation du nouveau-né; mais il ne faut jamais perdre de vue

que si un enfant prend une quantité de lait un peu
trop faible, il peut ne pas augmenter, il peut même
diminuer; mais il ne sera pas malade, et il suffira
de lui donner un peu plus pour voir de suite sa
courbe de poids devenir très belle; si au contraire
il prend trop, il augmentera d'abord beaucoup,
mais rapidement surviendront des troubles digestifs, de la diarrhée, des vomissements, et en très
peu de temps on verra son poids diminuer d'une
façon notable.

§ 3. — MALADIES CONTAGIEUSES

Plus que tous les autres, les enfants débiles, de
par le fait même de leur faiblesse congénitale,
subissent la contagion avec une extrême facilité
et succombent dans des proportions considérables.
Ils sont sans défense et sans résistance contre les
invasions microbiennes, aussi les plus grandes
précautions doivent-elles être prises pour les en
préserver.

Pour cela il faut les isoler. Il faut absolument
les soustraire à toute contagion possible.

Dès que quelqu'un dans l'entourage est atteint
d'une affection contagieuse, il faut éloigner l'enfant,
éviter de le laisser dans une pièce où a séjourné un
malade atteint d'une maladie contagieuse quelconque. Telle maladie, qui est bénigne pour un adulte
ou même pour un gros enfant, peut être mortelle
pour un débile, et si on veut le mettre à l'abri de

tout accident, il faut absolument, incessamment, vu la surprenante facilité avec laquelle ces petits êtres contractent les maladies, vu la gravité que revêt chez eux une affection, quelle qu'elle soit, les éloigner le plus soigneusement possible de toute source de contagion.

CHAPITRE VI

DENTITION ET VACCINATION

§ 1er. — DENTITION

Évolution des dents.

Chez un enfant allaité au sein et bien portant, les premières dents apparaissent vers l'âge de six mois.

Ce sont d'abord les deux incisives médianes inférieures ; elles se montrent presque en même temps, à quelques jours de distance l'une de l'autre. Un peu plus tard percent les dents du haut, les deux incisives médianes supérieures, puis, de chaque côté de ces dernières, les incisives latérales. Les incisives latérales inférieures ne viennent qu'après. Cela fait en tout huit dents ; elles mettent environ six mois à percer, si bien que ce n'est qu'à un an que l'enfant possède toutes ses incisives.

Entre un an et 18 mois, d'autres vont sortir, mais ce ne sont pas celles qui touchent les précédentes ; ce sont les petites molaires, deux en haut, deux en bas ; elles sont situées un peu plus en arrière, si bien qu'entre les incisives et les petites molaires il y a un espace vide qui ne sera comblé que plus tard, entre 18 mois et deux ans, par les quatre canines.

L'enfant a donc normalement 16 dents à 2 ans; il en perce 8 entre 6 mois et un an, 8 autres entre un an et deux ans.

Pendant les six mois suivants, nous verrons apparaître les grosses dents du fond, les quatre grosses molaires, si bien que ce n'est guère qu'à 30 mois que l'enfant a ses 20 dents.

C'est la dentition temporaire, dentition de la première enfance, dents de lait.

Ces dents commencent à être remplacées, vers l'âge de 7 ans, par d'autres qui formeront la dentition définitive.

Accidents de la dentition.

On a beaucoup exagéré les accidents dus à la dentition, puisque, en réalité, ces accidents n'existent pas; mais chaque fois qu'un bébé a une indisposition peu caractérisée, on l'attribue aux dents.

L'enfant tousse-t-il un peu : ce sont les dents. A-t-il la diarrhée : ce sont encore les dents.

Le danger de cet aveuglement est que, partant de ce principe que l'évolution des dents cause une indisposition quelconque, on oublie systématiquement d'en rechercher la véritable cause, d'où absence de soins et aggravation d'un accident qui, soigné dès son début, aurait guéri très vite. La vérité est que le travail de la dentition passe très souvent inaperçu, et s'il survient un accident quelconque, il se localise à la bouche et aux gencives. Ces dernières sont quelquefois gonflées, rouges, douloureuses ; l'enfant bave abondamment, mord tout ce qu'il rencontre ; les nuits sont mauvaises, il dort mal et se fatigue. Dans ces conditions, il est certain que notre bébé est moins résistant qu'un autre, et que, s'il n'est pas surveillé plus que d'habitude, il peut tomber malade plus facilement que celui qui ne souffre pas.

D'un autre côté, étant donné l'irritation de la bouche et des gencives, il peut se faire aussi que les selles soient moins belles que de coutume, mais tout cela, nous le répétons, est extrêmement rare. Si donc l'enfant a de la fièvre, s'il tousse, s'il a de la diarrhée, etc., ne nous hâtons pas d'en accuser la dentition, et cherchons au contraire soigneusement la cause de l'accident.

Un grand nombre de remèdes ont été conseillés pour calmer les douleurs de la dentition ; on a préconisé des sirops, des pommades. Tous ces médicaments sont dangereux et inutiles ; nous permettrons seulement que l'enfant porte à sa bouche un hochet d'os ou d'ivoire, ou encore la simple racine de guimauve connue de tous, mais nous aurons soin de les tremper souvent dans l'eau bouillante et de les y laisser quelques minutes.

Notons aussi que les quelques incidents qui peuvent survenir au moment de l'éruption des dents s'observent toujours chez des enfants mal nourris, mal réglés ou élevés artificiellement.

§ 2. — VACCINATION

Le nouveau-né doit être vacciné dans les deux mois qui suivent sa naissance ; en temps d'épidémie, ou dans une ville où la variole existe en permanence, on le fera dès les premiers jours.

On vaccine les garçons au bras, les filles sur la face externe de la cuisse ou au mollet.

Après quelques jours, on voit apparaître au niveau du point vacciné une petite rougeur, puis une petite vésicule, qui peu à peu se dessèche, forme une croûte qui tombe entre le dixième et le quinzième jour.

Tant que la croûte n'est pas tombée, on évitera de baigner l'enfant ; on se contentera de le laver avec du coton trempé dans de l'eau bouillie, en évitant de toucher au vaccin.

La partie vaccinée sera pansée avec une compresse stérilisée, pour la mettre à l'abri des frottements dus aux vêtements de l'enfant.

Si c'est une fille, vaccinée au mollet, on évitera le plus possible que la petite plaie ne soit souillée par l'urine ou les garde-robes.

CHAPITRE VII

NOTIONS DE PATHOLOGIE

Nous ne voulons pas indiquer ici le traitement de toutes les maladies du nouveau-né; nous allons simplement donner quelques conseils au sujet des plus fréquentes. Ces conseils ne peuvent, en aucun cas, remplacer ceux du médecin; nous nous bornerons à dire ce que toute mère doit savoir et doit faire en attendant son arrivée.

Tout d'abord, ce que personne ne devrait ignorer, c'est la manière de prendre la température d'un enfant et reconnaître ainsi s'il a de la fièvre. Le thermomètre donne en effet des renseignements si précieux, que toutes les mères doivent connaître son emploi et s'en servir dès que le nouveau-né semble souffrant.

On commence par s'assurer que la colonne de mercure est bien descendue, c'est-à-dire que son extrémité se trouve au-dessous du chiffre 36 inscrit sur le thermomètre, sinon on la fait descendre au moyen de quelques secousses imprimées à l'instrument.

Cela fait, l'enfant est placé sur les genoux, couché sur le dos; on défait ses langes pour mettre les fesses à nu.

De la main gauche, on saisit les pieds et on les ramène sur la poitrine; l'orifice anal est ainsi complètement visible.

La main droite prend le thermomètre, et, après avoir enduit le réservoir d'un corps gras, de vaseline par exemple, elle l'introduit doucement dans le rectum du bébé jusqu'à ce que le réservoir ait pénétré totalement à l'intérieur.

On le maintient ainsi pendant trois ou quatre minutes, puis on le retire.

Il n'y a plus qu'à lire sur l'instrument à quelle division la colonne de mercure s'est arrêtée, car les thermomètres médicaux sont actuellement construits de telle façon que cette colonne monte sous l'influence de la température, mais ne redescend pas d'elle-même; il faut, pour cela, lui imprimer des secousses assez fortes.

La température rectale du nouveau-né est d'environ 37°; entre 37° et 38° la fièvre est minime, mais dès que la température dépasse 38°, il faut appeler le médecin.

Il ne faut pas conclure de ce qui précède que si l'enfant n'a pas de fièvre, il n'est pas souffrant, car quelques maladies, comme la diarrhée, par exemple, ne sont pas toujours accompagnées d'une élévation de température; il peut même arriver que cette température tombe au-dessous de la moyenne, ce qui bien souvent est l'indication d'un état grave chez l'enfant.

Chaque fois que notre bébé nous paraîtra indisposé, chaque fois que nous le verrons hors de son état normal, soit qu'il manque d'appétit, soit qu'il tousse, soit que sa respiration devienne rapide, etc., nous prendrons vite sa température.

S'il n'a pas de fièvre, nous serons rassuré, tout au moins momentanément, mais s'il en a, nous ne perdrons pas de temps et ferons immédiatement appeler le médecin.

Voyons maintenant quelles sont les affections que l'on rencontre le plus souvent chez le nouveau-né et que nous pouvons commencer à soigner en attendant que le médecin nous ait donné des indications précises. Ce sont : d'abord la diarrhée, puis celles qui sont dues au refroidissement, comme la bronchite, la pneumonie ; ce sont les plus graves, celles qui font mourir le plus de petits enfants ; viennent ensuite la constipation, l'eczéma, l'érythème des fesses et le muguet.

Ce sont des affections relativement bénignes. Nous allons dire quelques mots de chacune d'elles.

§ 1ᵉʳ. — LA DIARRHÉE

nfants au sein.

Les enfants élevés au sein sont bien moins souvent atteints de diarrhée que ceux qui sont allaités au biberon, mais cependant eux aussi pourraient mourir de gastro-entérite. Cela peut surprendre au premier abord, mais pour qui connaît les préjugés de certaines nourrices, les conseils parfois bizarres qu'elles reçoivent, on comprend qu'il peut en être ainsi. Ces femmes donnent le sein irrégulièrement et laissent prendre trop de lait à leur bébé.

Très longtemps on a cru que les enfants élevés au sein n'avaient pas besoin d'être surveillés.

Mais de nombreux travaux sont venus montrer qu'il n'en était pas ainsi, et que la diarrhée qu'on observait chez les enfants élevés au sein avait souvent pour cause leur surcharge alimentaire.

Tout le monde est aujourd'hui d'accord pour le reconnaître.

Les mères pèchent plus souvent par ignorance que par mauvaise volonté, et il suffit de leur montrer la bonne voie pour qu'elles la suivent, tant il est vrai qu'étant jeunes filles on leur a tout appris, sauf ce pour quoi elles sont faites, leur métier de mères.

L'intolérance gastrique est plus longue à s'établir chez les enfants nourris au sein que chez ceux élevés artificiellement, mais les troubles qui surviennent n'en sont ni moins graves ni moins dangereux ;

les enfants souffrent de leur estomac et de leur intestin surchargés ; ils traduisent leurs douleurs par des cris ; pour les apaiser, la mère donne le sein, le bébé se calme quelques instants, mais ce lait qu'il vient d'absorber ne tarde pas à augmenter ses souffrances, et ses cris redoublent ; de nouveau la mère donne le sein, tournant ainsi dans un cercle vicieux qui n'a pas d'autre issue que la mort de l'enfant si une hygiène alimentaire bien ordonnée ne vient pas à son secours. Combien en avons-nous vu de ces femmes qui nous apportaient leur bébé en nous disant :

« Docteur, je ne sais pas ce qu'a mon enfant ; il crie toujours, ne veut pas rester tranquille et nous empêche de dormir.

— Combien de temps le laissez-vous au sein ?

— Tant qu'il veut.

— Et combien de fois par jour lui donnez-vous à boire ?

— Chaque fois qu'il crie, pour le calmer.

— Et comme il crie toute la journée, cela veut dire que vous le mettez au sein à chaque instant. Est-ce qu'il vomit ?

— Quelquefois.

— Va-t-il souvent à la selle ?

— Toutes les fois que je le change, il a fait. »

Et si on interroge alors cette mère plus attentivement, on apprend que les garde-robes sont liquides, mousseuses, quelquefois vertes.

En examinant alors l'enfant, on voit qu'il a les fesses rouges, le ventre énorme, l'estomac dilaté ;

si la maladie date déjà d'un certain temps, il est maigre, décharné ; il a le teint pâle, la langue blanche, quelquefois couverte de muguet, mais ces derniers cas sont rares.

Le traitement devra donc consister tout d'abord à faire l'éducation de la mère.

Dans les cas légers, il suffira de mettre l'enfant au sein régulièrement toutes les deux heures et pendant un temps qui variera suivant la fréquence des garde-robes, en moyenne cinq à six minutes.

Si le cas est plus grave, si la diarrhée est profuse, s'il y a de la fièvre, il ne faut pas hésiter à supprimer totalement le lait pendant 24 heures, et à mettre l'enfant à la diète hydrique, laquelle consiste à lui donner toutes les deux heures, non plus du lait, mais simplement de l'eau bouillie, 20, 30 ou 40 grammes chaque fois, suivant son poids.

Après ce laps de temps, on pourra recommencer à donner le lait maternel, mais toujourst outes les deux heures et peu à la fois, 30 à 40 grammes par exemple. L'enfant diminuera de poids, quelquefois dans des proportions considérables, mais il doit en être ainsi et il ne faut pas s'en inquiéter ; on aura souvent, il est vrai, à lutter contre la mère, qui, voyant son bébé dépérir, sera toujours tentée de l'alimenter davantage ; il faudra savoir résister, car en voulant aller trop vite on risquerait presque à coup sûr une rechute.

Dans certains cas graves on pourra soutenir ses forces en faisant de temps en temps des injections sous-cutanées de 20 cmc. de sérum artificiel.

En suivant ce traitement, on verra peu à peu les vomissements cesser, les garde-robes diminuer de fréquence, devenir moins liquides, reprendre leur couleur jaune d'or, ce qui indiquera que l'intestin se rétablit; on augmentera peu à peu les quantités de lait, et le poids de l'enfant cessera de diminuer, restera stationnaire pendant un certain temps et finira par reprendre sa marche ascendante.

Bientôt il ne restera plus rien d'un état qui, en se prolongeant, aurait pu être mortel pour le nouveau-né.

Enfants élevés artificiellement.

Dans les cas légers, c'est encore à la diète qu'il faut avoir recours, diète relative si l'enfant a des garde-robes un peu fréquentes, légèrement liquides, pas de fièvre. Mais si les garde-robes sont profuses, fétides, verdâtres, il ne faut pas hésiter à mettre le nourrisson à la diète hydrique pendant 24 heures, et alors généralement, si les choses ont été prises à temps, le tube digestif revient à son état normal; on augmente peu à peu la quantité de lait jusqu'à ce qu'elle ait atteint le chiffre normal.

Mais il est des cas où le danger est plus grand : la maladie est installée depuis plusieurs jours déjà, l'enfant a de la fièvre, son teint est bistré, l'estomac et l'intestin sont douloureux, les garde-robes sont remplacées par de véritables fusées liquides ; quelquefois même il existe du muguet. La situation est grave, la vie est fortement compromise.

Il faut alors cesser complètement l'alimentation par le lait et mettre immédiatement l'enfant à la diète hydrique, prolongée quelquefois pendant trois ou quatre jours.

Pendant ce temps, il faut soutenir les forces du petit malade; on lui fera prendre de temps en temps dans la journée un blanc d'œuf battu dans de l'eau bouillie et sucrée; on peut aussi donner un peu de thé léger, ajouter quelques gouttes de rhum ou de cognac dans chaque biberon d'eau bouillie.

Les injections sous-cutanées de sérum rendront aussi de grands services; on fera deux fois par jour, dans la région fessière, une injection de 15 à 20 centimètres cubes.

Peu à peu les symptômes diarrhéiques disparaissent, et on peut revenir à l'alimentation lactée; mais, autant que possible, il faut donner à l'enfant du lait de femme, car c'est à peu près le seul moyen d'empêcher une rechute; tout au plus, en cas d'impossibilité à s'en procurer, pourra-t-on avoir recours à celui d'ânesse.

Si les phénomènes gastro-intestinaux reparaissent, il faudra de nouveau employer l'eau albumineuse.

Ce traitement doit être complété par l'antisepsie et le lavage de l'intestin, soit avec de l'eau simplement bouillie, soit additionnée d'un antiseptique faible, l'acide borique ou le naphtol à 0,02 p. 1.000, soit, mieux encore, d'eau salée à 7 p. 1.000.

Ces lavages donnent d'excellents résultats, d'abord parce qu'ils facilitent l'évacuation rapide des poisons de l'intestin, puis parce qu'ils permettent à l'enfant de récupérer facilement une assez grande quantité du liquide qu'il perd du fait de la diarrhée.

Le manuel opératoire du lavage intestinal est très simple et à la portée de tous. On se sert d'une sonde molle en caoutchouc rouge n° 20 à 25 ; après en avoir lubrifié l'extrémité avec un corps gras, on l'introduit dans le rectum de l'enfant, couché sur le côté droit, et on l'enfonce de 15 centimètres environ. On adapte l'extrémité libre au tube en caoutchouc d'un bock à injection, élevé de 15 à 20 centimètres au-dessus de l'enfant, et, fermant l'anus avec les doigts, on laisse passer environ un demi-litre à un litre de liquide. On retire la sonde en la pinçant entre les doigts, et le liquide ressort seul.

Un point important à noter, c'est la température du liquide ainsi introduit : il sera froid si l'enfant a de la fièvre ; il sera, au contraire, tiède (37° à 38°) si le thermomètre placé dans le rectum descend au-dessous de la normale.

Dans certains cas graves, et surtout s'il existe des vomissements fréquents, on peut aussi avoir recours au lavage de l'estomac, et on opère alors comme chez l'adulte. On se sert d'une sonde urétrale n° 10, qu'on introduit dans l'œsophage à une profondeur de 15 à 20 centimètres ; l'extrémité libre reçoit un entonnoir en verre dans lequel on verse chaque fois 100 grammes d'eau bouillie.

Souvent l'enfant rejette seul, par vomissement, le liquide introduit, et en même temps il rend des débris alimentaires, des caillots de lait, etc. On recommence jusqu'à ce que ce liquide revienne clair.

Iédicaments.

Chez les enfants élevés au sein ou nourris comme nous l'avons indiqué avec du bon lait bien stérilisé, on ne fera généralement pas usage de médicaments, car, s'ils ont de la diarrhée, c'est qu'ils sont suralimentés, et, dans ce cas, le traitement que nous venons d'indiquer suffit.

Mais il peut se faire que des fautes aient été commises, que l'enfant ait reçu du mauvais lait ou même quelquefois des aliments solides qui l'ont intoxiqué plus ou moins gravement.

Dans ce cas, en même temps qu'on débarrasse l'intestin et l'estomac, on peut faire, suivant les cas, usage de médicaments destinés les uns à faciliter l'expulsion des toxines : ce sont les purgatifs; les autres à les neutraliser : ce sont les antiseptiques; et enfin une dernière catégorie calme l'irritation des muqueuses intestinales : ce sont les astringents.

Purgatifs.

Le plus employé, et à juste raison, est le calomel. On le donne en une fois, à la dose de $0^{gr},05$ pendant les trois premiers mois, de $0^{gr},10$ de 3 à 12 mois, de $0^{gr},20$ après 12 mois.

Le calomel est administré mélangé au sucre en poudre, dans de l'eau ou du lait. Il est bon de prévenir les parents que le calomel produit des selles verdâtres.

On peut aussi employer l'huile de ricin à la dose de 10 grammes, la magnésie, la manne, mais tous ces médicaments sont avantageusement remplacés par le calomel.

Antiseptiques.

Ici encore le calomel trouve son emploi, mais alors, au lieu de le prescrire à dose massive, en une fois, on le donne à doses fractionnées, un centigramme toutes les deux heures, par exemple.

Le benzo-naphtol est aussi fréquemment employé dans l'antisepsie du tube digestif. On le donne pur ou associé au salicylate de bismuth :

Benzo-naptol .... 0^{gr},50
Salicylate de bismuth....... 1 gr.

en trois paquets, dans les 24 heures.

Astringents.

Ils sont nombreux, mais pratiquement on n'emploie guère que l'acide lactique et le bismuth, et encore rarement ce dernier.

Acide lactique.

On ne doit le prescrire que pendant la diète hydrique, car c'est dans ce cas qu'il donne son maximum d'effet, tandis que, concurremment à l'alimentation, on n'en tire que peu ou pas de bénéfice.

Pendant la première année on donne toutes les demi-heures une cuillerée à café de la potion suivante, conservée glacée :

Acide lactique........... 3 grammes.
Sirop de coing 25   —
Eau distillée 100   —

Après la première année, on peut donner une cuillerée à soupe à la fois.

On espace peu à peu l'administration du médicament à mesure qu'il produit son effet, et on cesse tout à fait dès la reprise de l'alimentation.

Bismuth.

Il est ordonné sous la forme de phosphate soluble :

Phosphate soluble de bismuth.... 2 grammes.
Sirop simple..................... 10 —
Eau distillée............ .... 90 —

Une cuillerée à café toutes les heures.

Le bismuth colorant les selles en noir, il ne faut pas oublier d'en avertir les parents.

Gélatine.

La gélatine, bien stérilisée, prise à la dose de 20 à 25 grammes, délayée dans un peu d'eau, trois fois par jour, donne souvent de merveilleux résultats, alors que les autres médicaments ont échoué.

En résumé, dans les cas sérieux de diarrhée infantile, c'est à la diète hydrique qu'il faudra tout d'abord recourir; elle sera complétée par de grands lavages de l'intestin, et s'il existe des vomissements, on fera également des lavages de l'estomac.

Les injections de sérum rendront aussi de grands services.

L'usage des médicaments sera aussi restreint que possible, leur efficacité étant bien inférieure au reste du traitement.

§ 2. — REFROIDISSEMENT

Le froid est l'ennemi du nouveau-né. Avec la diarrhée, c'est lui qui occasionne le plus de décès. Nous veillerons donc avec soin à ce que nos bébés ne prennent pas froid, et si, malgré nos précautions, un accident arrive, nous ferons vite appeler le médecin.

Le refroidissement peut occasionner un simple rhume, mais peuvent aussi survenir la bronchite, la pneumonie, le plus souvent une association de ces deux maladies : la broncho-pneumonie, c'est le cas le plus grave.

Dès qu'un enfant tousse, on doit prendre sa température rectale. S'il n'a pas de fièvre, il ne s'agit que d'un simple rhume : le séjour au lit ou simplement à la chambre peut suffire; mais si le thermomètre accuse tant soit peu de température, il faut faire appeler le médecin. En attendant, on fera bien de mettre à l'enfant un cataplasme sinapisé; combien souvent la réaction ainsi produite n'a-t-elle pas arrêté une affection qui aurait pu devenir très grave !

Le cataplasme doit être préparé, non avec de la farine de lin, mais bien avec de la farine de moutarde pure et fraîche.

On prend une bonne poignée de cette farine et on la délaye dans un peu d'eau, mais de l'eau à *peine tiède :* l'eau chaude risquerait de brûler la peau du bébé et nuirait aussi à l'efficacité du cataplasme. La farine bien délayée est étendue sur un morceau de mousseline, de façon à donner au cataplasme la largeur de la main ; on le pose ensuite sur le dos de l'enfant, on le recouvre d'une couche de ouate et on le laisse en place environ 10 minutes.

Nous disons sur le dos, car beaucoup de mamans, voyant que leur bébé a la poitrine prise, posent le cataplasme sur le devant de la poitrine : c'est une faute, car il n'agit pas ; c'est sur le dos qu'il faut le placer. Certes, il est ainsi mis un peu au hasard, puisque le médecin n'a pas encore indiqué le point précis où il doit être posé, mais cela ne fait rien ; le dos de notre bébé est bien petit, et un large cataplasme a bien des chances d'agir sur la partie malade. Plus tard, si la maladie n'a pas été enrayée à temps, elle sera traitée suivant les indications données par le thermomètre.

Au-dessous de 39° nous mettrons des cataplasmes sinapisés, deux à trois par jour. Si on a le soin de n'employer pour le préparer que de l'eau à peine tiède, de ne pas laisser le cataplasme plus de dix minutes, la peau du bébé résiste longtemps et rougit très fort, mais il ne s'y forme pas d'excoriation, pas de plaie, et on arrive généralement vite à la guérison.

Du reste, à mesure que l'état s'améliore, la température baisse, et bientôt on ne mettra plus que deux cataplasmes dans les vingt-quatre heures, puis plus qu'un seul.

On peut employer aussi les enveloppements

humides ; on trempe une couche de ouate, ou mieux une serviette éponge, dans l'eau tiède, on l'exprime bien, et on la roule autour du corps de l'enfant, depuis le cou jusqu'au bas des reins ; par-dessus et enveloppant toute la serviette, on place un large morceau de taffetas ou de mackintosh.

Par-dessus on enroule encore une couche de ouate ordinaire, et on laisse l'enfant couché dans son lit pendant une heure. Une réaction très vive se produit, et quand, au bout d'une heure, on enlève le tout, on voit la peau complètement rouge ; on l'essuie, on habille rapidement l'enfant et on le recouche dans son berceau avec des boules de chaque côté.

L'enveloppement humide est moins douloureux que le cataplasme, et par suite beaucoup mieux supporté, mais il est peut-être moins énergique.

On ne peut guère employer alternativement les cataplasmes et les enveloppements humides, car ceux-ci font macérer la peau et la rendent très sensible, si bien qu'un cataplasme posé quelques heures après occasionnerait des douleurs tellement vives qu'il ne serait pas supporté.

Quoi qu'il en soit, l'enveloppement humide est d'une grande ressource chez les enfants facilement irritables.

Si la température rectale dépasse 39°, il faut avoir recours aux bains sinapisés et refroidis. Dans une baignoire d'enfant, on met une forte poignée de farine de moutarde, mais, pour éviter que les grains de farine ne recouvrent le corps du bébé, on l'enferme dans un petit sac de toile ou un morceau d'étoffe quelconque, puis on malaxe ce sac avec la main dans l'eau de la baignoire; peu à peu la farine se délaye, se dissout, et bientôt les vapeurs irritantes qui s'en dégagent indiquent que le mélange est suffisamment opéré.

Ceci fait, on ajoute de l'eau, chaude ou froide, jusqu'à ce que la température du bain soit d'un degré inférieure à celle du corps de l'enfant. On met ce dernier dans la baignoire, de façon à immerger complètement le corps; la main gauche soutient la tête, la droite agite l'eau; pendant ce temps, un aide verse de l'eau froide pour faire baisser la température du bain. Il faut ajouter l'eau froide assez vite et en assez grande quantité pour qu'en 10 minutes cette température soit descendue à 34, 33 ou même 30°.

Ce résultat obtenu, on retire l'enfant, on l'enveloppe tout entier dans une couverture de laine et on le couche dans son lit. Si on prend sa température une demi-heure après, on constate qu'elle est presque redevenue normale, mais bientôt elle s'élève de nouveau. Toutes les demi-heures, pendant la période aiguë de la maladie, puis toutes les heures ensuite, on prendra la température du petit malade, et sitôt qu'elle atteint ou dépasse 39° on donne un nouveau bain, en opérant comme nous venons de l'indiquer.

Peu à peu on constate qu'il faut un espace de temps de plus en plus long pour que le thermomètre monte à 39°; les bains, qui, au début, étaient donnés quelquefois toutes les deux heures, deviennent de plus en plus rares, et bientôt sont supprimés.

Quelques cataplasmes sinapisés compléteront le traitement et achèveront la guérison.

§ 3. — CONSTIPATION

Un enfant bien portant doit avoir une ou deux selles par jour. Si pendant 24 ou 48 heures il n'a pas eu de garde-robe, on dit qu'il est constipé.

Les causes de la constipation sont multiples. Chez un nouveau-né élevé au sein, bien réglé, elle est due, la plupart du temps, à l'insuffisance de l'alimentation ; dans ce cas, la balance nous renseigne à ce sujet, car l'enfant n'augmente pas de poids, et il suffit de lui donner un peu plus de lait pour que tout rentre dans l'ordre.

Mais les choses ne sont pas toujours aussi simples, et souvent l'intestin ne fonctionne pas parce qu'il est fatigué, paresseux, parce que l'enfant prend du lait trop chargé en graisses, ou encore parce que la nourrice suit un régime alimentaire défectueux.

Ainsi, il n'est pas rare de voir la constipation survenir chez un bébé dont la nourrice ne prend pas d'exercice, mange de la charcuterie, abuse des viandes, des mets épicés, des bonbons, du chocolat, des gâteaux, etc., ou encore qui fait usage de bon vin, de liqueurs.

Dans ce cas, un régime sévère s'impose. On devra supprimer d'une façon absolue tous ces excitants et suivre les indications que nous avons données à propos du régime alimentaire de la nourrice.

Les enfants élevés artificiellement sont aussi très fréquemment constipés ; déjà naturellement chez eux les selles sont dures, sèches, et pour peu qu'un écart de régime fatigue l'intestin, la constipation apparaît.

Traitement.

De par ce que nous venons de dire, nous voyons qu'il faut tout d'abord surveiller attentivement le régime alimentaire de la nourrice et son hygiène physique, surveiller également l'alimentation de l'enfant, s'assurer qu'il prend assez, mais surtout qu'il ne fatigue pas son intestin par du lait trop gras ou pris en trop grande quantité.

Puis, on aidera à l'évacuation des selles. Les moyens à employer sont nombreux; tout d'abord, on peut donner de petits lavements avec de l'eau bouillie; du reste, souvent la seule introduction d'un corps étranger dans le rectum : thermomètre, sonde, suffit pour assurer un résultat.

On emploiera aussi les purgatifs légers, et parmi eux nous recommanderons tout particulièrement la *magnésie calcinée* à la dose d'une cuillerée à café dans un peu de lait. C'est un médicament que les enfants prennent volontiers, car il n'a pas de goût et s'absorbe facilement.

La manne, à la dose de 10, 20 ou 30 grammes, dans du lait, donne aussi de bons résultats.

On évitera l'emploi de sirop de chicorée, de la rhubarbe. Le calomel ne sera donné que sur l'avis du médecin.

§ 4. — ÉRYTHÈME DU SIÈGE

L'érythème du siège, le seul dont nous voulons parler, est caractérisé au début par une rougeur qui occupe les fesses, la partie interne et postérieure des cuisses; quelquefois elle s'étend jusqu'aux jambes. En avant, elle s'étend sur les organes génitaux, remonte sur le ventre, quelquefois jusqu'à l'ombilic. La peau est rouge vif, enflammée, brillante, et dans les cas plus graves se fendille et saigne. L'enfant souffre, crie.

Cet érythème est intimement lié à un régime alimentaire défectueux, aux mauvaises digestions et à la diarrhée, au manque de soins de propreté. L'enfant trop alimenté urine souvent, ses selles sont fréquentes, et si on n'a pas soin de le changer souvent, chaque fois qu'il est mouillé, la peau macère dans un mélange d'urine et de matières en fermentation, elle s'irrite et s'enflamme.

Le traitement est très simple, surtout si on s'y prend dès le début. Il consiste d'abord à régler l'alimentatton du bébé, de façon à supprimer la diarrhée; on aura soin de changer l'enfant souvent et avec des couches bien lessivées, mais sans employer l'eau de Javel.

Toutes les parties malades seront lavées à l'eau bouillie, puis essuyées soigneusement, mais en prenant la précaution de ne pas frotter la peau; on la sèche en tamponnant doucement avec un linge sec, ou mieux avec un tampon de ouate hydrophile stérilisée. On évitera surtout de panser avec de la vaseline, comme cela arrive souvent; on poudrera simplement les parties enflammées avec du sous-nitrate de bismuth. Pris au début, l'érythème ainsi traité guérit rapidement, en deux ou trois jours.

§ 5. — MUGUET

Le muguet est un petit champignon qui se développe dans la bouche.

C'est une affection que l'on ne rencontre guère que chez des enfants affaiblis par un mauvais état du tube digestif. Aussi l'observe-t-on presque toujours en même temps que la diarrhée, les vomissements, l'amaigrissement progressif provenant d'une alimentation défectueuse.

Tout cela indique que le muguet n'affecte guère que les enfants nourris artificiellement et qu'on ne l'observe presque jamais chez ceux qui sont élevés au sein. Cependant, comme c'est une maladie contagieuse, on peut le voir survenir chez ces derniers si la nourrice a donné le sein à un autre enfant atteint lui-même de cette affection.

Le muguet reconnaît pour causes la déchéance physique du nouveau-né, sa misère physiologique, la malpropreté du lait, du biberon, des tétines; il était fréquent avec l'emploi du biberon à tube. Au début de la maladie, l'enfant crie, tète mal, prend la tétine dans sa bouche, mais la rejette aussitôt; la langue est rouge; les gencives, les lèvres, sont irritées; puis apparaissent sur la langue de petits points blancs qui s'étendent peu à peu, se réunissent et forment de petites plaques blanches.

On pourrait prendre ces plaques pour des débris de lait caillé, mais ceux-ci s'enlèvent facilement en les touchant à peine avec le doigt, tandis que les plaques du muguet sont adhérentes, se détachent difficilement, et si on parvient à les enlever, on voit au-dessous la muqueuse rouge et enflammée.

Peu à peu les plaques blanches envahissent toute la face dorsale de la langue, les gencives, la face interne des lèvres, des joues, puis gagnent les amygdales, la gorge, etc.

L'aspect de l'enfant est alors lamentable ; il est pâle, amaigri, refuse toute alimentation, ou s'il boit, il vomit ; ses fesses sont rouges, couvertes d'érythème ; il crie sans cesse ; sa peau, trop longue, flotte autour de son corps. C'est un enfant qui va mourir, mais par suite de sa mauvaise digestion, et non du muguet, qui n'est qu'un symptôme. Le traitement doit s'adresser évidemment à l'état local, mais surtout à l'état général.

C'est en surveillant très attentivement l'alimentation du nouveau-né, en la modifiant, en la réglant, en lui donnant de bon lait, du lait de femme, si c'est possible, qu'on le sauvera.

Quant au muguet lui-même, on le fera disparaître facilement en badigeonnant la bouche avec un petit tampon de ouate trempé dans de l'eau de Vichy.

On peut aussi se servir de la liqueur de Van Swieten ; c'est un procédé très efficace, mais il faut avoir soin d'exprimer un peu le tampon de ouate afin que le bébé n'avale pas de liqueur.

Le plus souvent on se sert du glycérolé suivant :

Borate de soude...........	5 grammes.
Bicarbonate de soude.....	5 —
Glycérine...............	20 —

On badigeonne toutes les parties malades trois à quatre fois par jour, et en deux ou trois jours tout a disparu; mais, nous le répétons, c'est l'état général surtout qu'il faut soigner et remonter, c'est de lui que dépend le succès final.

§ 6. — ECZÉMA

L'eczéma est une inflammation de la peau qui chez l'enfant envahit de préférence la face et le cuir chevelu. Ce sont d'abord des rougeurs, puis de petites vésicules qui se déchirent et laissent écouler un liquide clair, transparent; ensuite elles se dessèchent et forment des croûtes qui, d'abord disséminées un peu partout sur la face et la tête, finissent par se réunir et forment de véritables plaques.

Rarement l'eczéma envahit le tronc et les membres. Généralement la santé de l'enfant n'en est pas affectée, mais dans certains cas il existe des démangeaisons tellement vives qu'il se gratte jusqu'au sang; il crie sans cesse et ne dort pas, ou très mal. L'état général peut alors être influencé et la santé compromise, mais, nous le répétons, c'est plutôt la cause qui peut être dangereuse que la maladie elle-même. L'eczéma apparaît dans les premiers mois de la vie, plus souvent au moment de l'éruption des dents; sa durée est d'une longueur désespérante. On observe parfois de courtes rémissions, mais la maladie reprend de plus belle alors qu'on la croyait définitivement enrayée.

Les causes en sont multiples, mais la plus fréquente résulte d'un défaut de l'alimentation.

Les enfants élevés au sein y sont plus sujets que ceux nourris artificiellement, mais qui sont bien surveillés. Cela tient à ce que les nourrices donnent souvent le sein sans compter, surtout si, pour faire cesser les cris de l'enfant, elles le font téter à chaque instant.

Dans l'allaitement artificiel bien surveillé l'alimentation est mieux réglée; on ne donne que les quantités indiquées, et les troubles digestifs sont moins fréquents.

Mais il est bien certain que si les fautes sont commises dans l'allaitement artificiel, c'est là que les cas d'eczéma se multiplient.

Le traitement consiste donc tout d'abord à régler l'alimentation non seulement en quantité, mais aussi en qualité; le lait trop riche en matières grasses occasionne plus facilement l'eczéma que la suralimentation avec un lait normal.

Traitement.

Il sera d'abord préventif, c'est-à-dire que l'hygiène alimentaire de la nourrice sera des plus sévères; aux premiers symptômes, aux premières rougeurs apparaissant sur la face du bébé, on supprimera les viandes, le vin, la bière, le café, et en un mot tous les excitants; on lui fera faire beaucoup d'exercice, et au grand air le plus possible.

On a vu des cas où il a suffi de changer la nourrice pour voir l'eczéma disparaître.

Localement l'eczéma sera traité de la façon suivante :

On lavera toutes les parties malades à l'eau bouillie; on aura toujours soin de les tenir très propres. Puis, on enlèvera les croûtes en les recouvrant soit avec un cataplasme de fécule de pommes de terre, soit de préférence d'un masque de caoutchouc qui recouvre le tout et qu'on laisse en place pendant une nuit; le lendemain matin, toutes les croûtes se détachent facilement, soit seules, soit par un léger lavage à l'eau bouillie.

On fait alors un pansement avec la pommade suivante :

$$\left.\begin{array}{l}\text{Vaseline} \ldots\ldots\ldots\ldots \\ \text{Lanoline} \ldots\ldots\ldots\ldots\end{array}\right\} \text{20 grammes.}$$

Soufre précipité pur.... 1 —
Oxyde de zinc .... 5 —

On peut remplacer cette pommade par de la poudre de sous-nitrate de bismuth, qui donne parfois de très bons résultats.

TABLE DES MATIÈRES

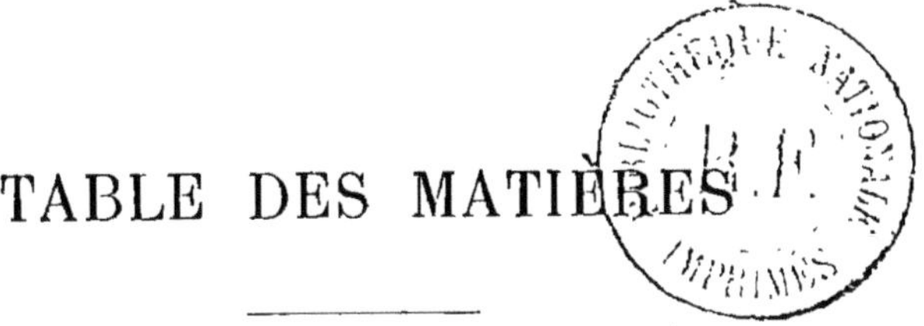

SOCIÉTÉ ANONYME D'IMPRIMERIE DE VILLEFRANCHE-DE-ROUERGUE

Livret de l'Enfant

PENDANT

SES DEUX PREMIÈRES ANNÉES

a

Nom : ....

Prénom : ....

Né le : ....

A : ....

Poids : ....

Taille : ....

État de l'enfant à sa naissance : ...

Respiration : ...

Circulation : ...

Cris : ...

Conformation générale : ...

OBSERVATIONS

ALLAITEMENT { AU SEIN
AU BIBERON

Durée : .... **Mois :** .... **Jours :** ....

QUANTITÉS DE LAIT PRISES :

	PAR TÉTÉE	PAR JOUR	POIDS DE L'ENFANT	GARDE-ROBES
1ᵉʳ jour				
2ᵉ —				
3ᵉ —				
4ᵉ —				
5ᵉ —				
6ᵉ —				
7ᵉ —				
8ᵉ —				
9ᵉ —				
10ᵉ —				
11ᵉ —				
12ᵉ —				
13ᵉ —				
14ᵉ —				
15ᵉ —				
16ᵉ —				
17ᵉ —				

OBSERVATIONS

QUANTITÉS DE LAIT PRISES :

	PAR TÉTÉE	PAR JOUR	POIDS DE L'ENFANT	GARDE-ROBES
18e jour				
19e —				
20e —				
21e —				
22e —				
23e —				
24e —				
25e —				
26e —				
27e —				
28e —				
29e —				
30e —				
31e —				
2e mois				
3e —				
4e —				
5e —				
6e —				
Fin de la 1re année				

OBSERVATIONS

ALLAITEMENT PAR UNE NOURRICE

Age de la nourrice :

Combien a-t-elle eu d'enfants?

Age de son dernier-né :

État de santé de ce bébé :

De quel pays est-elle?

Constitution de la nourrice :

Ses habitudes :

Son caractère :

Mariée?

OBSERVATIONS

ALLAITEMENT MIXTE

Date du début : ....

Age de l'enfant à cette date : ....

Poids : ....

Lait employé : ....

	QUANTITÉS DE LAIT PRISES :	
DATE	AU SEIN	AU BIBERON
....	....	....
....	....	....
....	....	....
....	....	....
....	....	....
....	....	....
....	....	....
....	....	....
....	....	....
....	....	....
....	....	....
....	....	....

DATE	AU SEIN	AU BIBERON

SEVRAGE

Date :

État de l'enfant :

Poids :

Nombre de dents :

Accidents du sevrage :

OBSERVATIONS

ALLAITEMENT ARTIFICIEL

Date du début : ....

Age de l'enfant : ....

Poids : ....

DATES	QUANTITÉS DE LAIT PRISES	SELLES

DATES	QUANTITÉS DE LAIT PRISES	SELLES

ALIMENTATION PENDANT LA 2ᵉ ANNÉE

DATES	LAIT	BOUILLIES	AUTRES ALIMENTS

ÉTAT DE L'ENFANT PENDANT LA 2ᵉ ANNÉE

État général : ....

Sommeil : ....

Tempérament : ....

Activité : ....

Intestin : ....

Premiers pas : ....

Premières paroles : ....

DIFFICULTÉS ET COMPLICATIONS DE L'ALLAITEMENT

Du côté de la mère :

Du côté de la nourrice :

Du côté de l'enfant :

VACCINATION

Date : ....

Lieu des piqûres : ....

Vaccin pris sur la génisse : ....

Vaccin en tube : ....

Revaccinations : ....

Dates : ....

....

....

....

....

....

....

....

OBSERVATIONS.

DENTITION

Incisive médiane inférieure droite

—   —   —   gauche

—   —   supérieure droite

—   —   —   gauche

— latérale   droite

—   —   —   gauche

—   — inférieure droite

—   —   —   gauche

Petite molaire supérieure droite

—   —   —   gauche

—   — inférieure droite

—   —   —   gauche

Canine   supérieure   droite

—   —   gauche

— inférieure   droite

—   —   gauche

Grosse molaire supérieure droite

—   —   —   gauche

—   — inférieure droite

—   —   —   gauche

ACCIDENTS DE LA DENTITION

DATE

MALADIES

Désignation : ....

Date du début : ....

Terminaison : ....

DATE	TEMPÉRATURE		POULS	
	Matin.	*Soir.*	*Matin.*	*Soir.*

TRAITEMENT

DATE

MALADIES

Désignation :

Date du début :

Terminaison :

DATE	TEMPÉRATURE		POULS	
	Matin.	*Soir.*	*Matin.*	*Soir.*

TRAITEMENT

DATE

MALADIES

Désignation :

Date du début :

Terminaison :

DATE	TEMPÉRATURE		POULS	
	Matin.	*Soir.*	*Matin.*	*Soir.*

TRAITEMENT

DATE

MALADIES

Désignation : ....

Date du début : ....

Terminaison : ....

DATE	TEMPÉRATURE		POULS	
	Matin.	Soir.	Matin.	Soir.

TRAITEMENT

DATE

ACCIDENTS

Date :

Nature :

TRAITEMENT

DATE

c

ACCIDENTS

Date :

Nature :

TRAITEMENT

DATE

TABLEAU RÉCAPITULATIF

	DATE	TAILLE	POIDS	GAIN
1ʳᵉ semaine				
2ᵉ —				
3ᵉ —				
4ᵉ —				
5ᵉ —				
6ᵉ —				
7ᵉ —				
8ᵉ —				
9ᵉ —				
10ᵉ —				
11ᵉ —				
12ᵉ —				
13ᵉ —				
14ᵉ —				
15ᵉ —				
16ᵉ —				
17ᵉ —				
18ᵉ —				
19ᵉ —				
20ᵉ —				
21ᵉ —				

DES DEUX PREMIÈRES ANNÉES

PERTE	MOYENNE PAR JOUR	QUANTITÉS DE LAIT	OBSERVATIONS

TABLEAU RÉCAPITULATIF

	DATE	TAILLE	POIDS	GAIN
22ᵉ semaine				
23ᵉ —				
24ᵉ —				
25ᵉ —				
26ᵉ —				
27ᵉ —				
28ᵉ —				
29ᵉ —				
30ᵉ —				
31ᵉ —				
32ᵉ —				
33ᵉ —				
34ᵉ —				
35ᵉ —				
36ᵉ —				
37ᵉ —				
38ᵉ —				
39ᵉ —				
40ᵉ —				
41ᵉ —				
42ᵉ —				

DES DEUX PREMIÈRES ANNÉES (SUITE)

PERTE	MOYENNE PAR JOUR	QUANTITÉS DE LAIT	OBSERVATIONS

TABLEAU RÉCAPITULATIF

	DATE	TAILLE	POIDS	GAIN
43ᵉ semaine				
44ᵉ —				
45ᵉ —				
46ᵉ —				
47ᵉ —				
48ᵉ —				
49ᵉ —				
50ᵉ —				
51ᵉ —				
52ᵉ —				
53ᵉ —				
54ᵉ —				
55ᵉ —				
56ᵉ —				
57ᵉ —				
58ᵉ —				
59ᵉ —				
60ᵉ —				
61ᵉ —				
62ᵉ —				
63ᵉ —				

DES DEUX PREMIÈRES ANNÉES (SUITE)

PERTE	MOYENNE PAR JOUR	QUANTITÉS DE LAIT	OBSERVATIONS

TABLEAU RÉCAPITULATIF

	DATE	TAILLE	POIDS	GAIN
64ᵉ semaine				
65ᵉ —				
66ᵉ —				
67ᵉ —				
68ᵉ —				
69ᵉ —				
70ᵉ —				
71ᵉ —				
72ᵉ —				
73ᵉ —				
74ᵉ —				
75ᵉ —				
76ᵉ —				
77ᵉ —				
78ᵉ —				
79ᵉ —				
80ᵉ —				
81ᵉ —				
82ᵉ —				
83ᵉ —				
84ᵉ —				

DES DEUX PREMIÈRES ANNÉES (SUITE)

PERTE	MOYENNE PAR JOUR	QUANTITÉS DE LAIT	OBSERVATIONS.

TABLEAU RÉCAPITULATIF

	DATE	TAILLE	POIDS	GAIN
85ᵉ semaine				
86ᵉ —				
87ᵉ —				
88ᵉ —				
89ᵉ —				
90ᵉ —				
91ᵉ —				
92ᵉ —				
93ᵉ —				
94ᵉ —				
95ᵉ —				
96ᵉ —				
97ᵉ —				
98ᵉ —				
99ᵉ —				
100ᵉ —				
101ᵉ —				
102ᵉ —				
103ᵉ —				
104ᵉ —				

DES DEUX PREMIÈRES ANNÉES (SUITE ET FIN)

PERTE	MOYENNE PAR JOUR	QUANTITÉS DE LAIT	OBSERVATIONS

ALIMENTS MAL DIGÉRÉS

ACTION DES MÉDICAMENTS

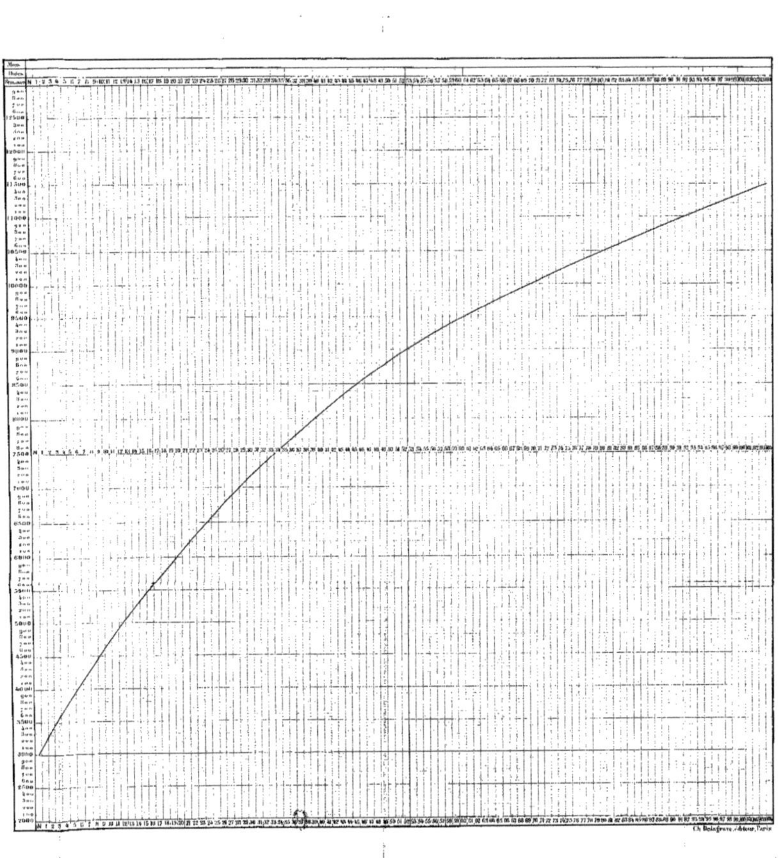

BIBLIOTHEQUE NATIONALE DE FRANCE
3 7531 04113660 8

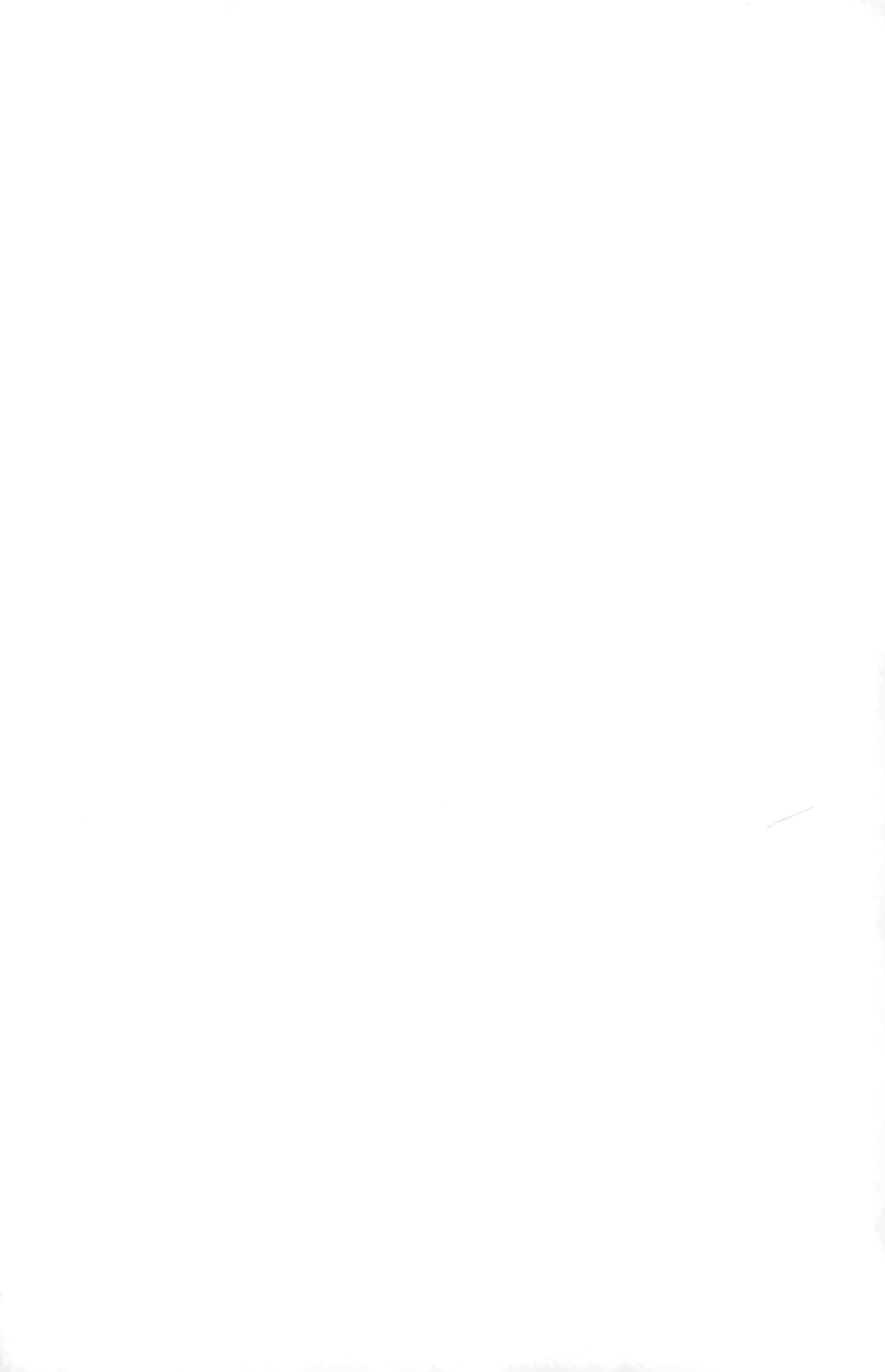